これで安心！

働きながら介護する

ケアも仕事も暮らしもバランスとって

川上由里子 著

技術評論社

※ 本書では、厚生労働省 社会保障審議会「資料1　2019年度介護報酬改定について」「別紙　2019年度介護報酬改定 介護報酬の見直し案」に基づき、2019年10月以降の金額を掲載しています。2019年10月時点で変更があった場合には、技術評論社 追加情報のサイト (https://gihyo.jp/book/2019/978-4-297-10829-8/support) をご確認ください。

※ 本書は2019年7月の情報をもとに作成しております。本書発行後に法改正やサービス変更などが行われる場合もあります。また、本書の内容を運用した結果につきましては、著者および技術評論社は責任を負いかねます。あらかじめご了承ください。

はじめに

　この本を手にとってくださった皆様、ありがとうございます。

　私の子供の頃の夢は看護師になること。看護師として人間の最も苦しみの深い病や死と対峙する人々のケアを学んだあと、現在はケアコンサルタントとして、働きながら介護する人が遭遇するお悩みや工夫を心の耳で聴き、伝え続けています。

　病院ではなく一般の社会で暮らす人、働きながら介護する人からこれまで私が学んだことは、情報や正しい知識を知っているか否か、そして、心の持ち方や人との関わり方ひとつで、人生は大きく異なるということでした。

　日本が迎えた超高齢社会。介護を必要とする人とともに、介護をする人も等しく増加します。人生の時間が長くなり生き方が多様化する中、介護のお悩みも人それぞれ異なります。誰もが平和で幸せで、自分らしい暮らしを送りたいと願っていますが、核家族化が進み忙しく働く社会では、介護に専念できる人はいません。皆、精一杯働きながら誰かを守り支えます。

　しかし、働きながらの介護という未知の世界の中で、どのように仕事と介護のバランスをとればよいのか、毎日が悩みや不安でいっぱい。灯りが消え暗闇の世界に入ってしまう人もいます。一方で、徐々に自分なりの工夫を発見し、仕事も介護も、親も自分も大切にしながら感謝の気持ちで前に進める人もいます。

また、私は働く人を支える企業側の声も聴き続けてきました。介護離職する人は40〜50代を中心に年間10万人を超えています。どんな制度やサービスがあったら仕事と介護を両立し働き続けることができるのか、離職を防ぐために必要な情報、時間、お金、制度はどうあるべきか。

未だ介護に遭遇していない人たちが、老いや障害、介護を自分のこととして捉え、職場としての支え方を考え提供する時代です。

本書では、私のこれまでの経験から、働きながら介護に備える人や介護に直面した人が、自らが中心となり解決に向けて前に進むためのポイントを46項目にまとめました。

必要となるのは、「介護の現状と基礎知識、働く人の実際の進み方」「高齢期の住環境の整え方、選び方」「働く人が利用できる制度と、働きながら介護するための工夫」、そして、見落としがちな「自分自身のケアと介護される人とのコミュニケーション」です。

本書が、働きながら介護する人が進む方向を誤らずに行動できますように、介護という時間から得られる宝物を受け取ることができますように、皆様の暮らしの灯りとしてお役に立てますことを心より願っています。

従業員の働き方や健康を支える側の皆様にも、制度や支援を考える上でご参考になりましたら幸いです。

川上 由里子

これで安心! 働きながら介護する………………………………**目次**

はじめに　3

介護の流れ　8

第1章　介護の現状と基礎知識

突然の介護に備えるために、自分の状況を確認しよう　12

Point **1**　超高齢社会の現状を知ろう —————————————— 14

Point **2**　住み慣れた地域で暮らしていくための制度を知ろう ———— 18

Point **3**　介護保険の基本を知ろう —————————————— 23

Point **4**　介護のカタチとステージごとの特徴 —————————— 26

Point **5**　働きながらの介護の実際・進め方【ステップ1】現状の確認 — 29

Point **6**　働きながらの介護の実際・進め方【ステップ2】地域で情報収集 —— 31

Point **7**　働きながらの介護の実際・進め方【ステップ3】家族の体制作り —— 33

Point **8**　働きながらの介護の実際・進め方【ステップ4】介護保険の利用 —— 36

Point **9**　活用できる介護サービスを確認しよう ————————— 40

Point **10**　ケアマネジャーの選び方 ——————————————— 46

Point **11**　希望を叶えるケアプラン作成 —————————————— 51

Point **12**　介護に役立つ介護保険外の民間・地域サービスの活用 ——— 54

Point **13**　介護に必要な費用 —————————————————— 58

Point **14**　地域密着型サービスの特徴と費用 ——————————— 65

Point **15**　働きながらの在宅介護を前向きに考える ————————— 68

column：**親とのコミュニケーション〔書くこと〕**　71

第2章　介護と住環境

高齢期の住まいを考えよう　74

Point **16**　住環境を考えるうえで大切なこと ——————————— 76

Point **17**　住み慣れた自宅を整え介護しやすい／
　　　　　されやすい空間へ（住環境整備）————————————— 80

Point **18**　介護に役立つ住宅改修（リフォーム）—————————— 84

5

Point 19	介護に役立つ福祉用具	87
Point 20	その人らしい空間作り	91
Point 21	施設介護を検討する	95
Point 22	高齢期の住まいや施設の種類を知る	99
Point 23	介護保険施設での暮らし	102
Point 24	有料老人ホームでの暮らし（介護付／住宅型）	105
Point 25	サービス付き高齢者向け住宅での暮らし	110
Point 26	グループホームでの暮らし	115
Point 27	高齢期の住宅を選ぶ際のポイント	117
Point 28	高齢者に配慮された新しい住宅での暮らし（UR都市機構の地域医療福祉拠点化団地など）	119
Point 29	高齢期の住まいに関する情報提供機関	121

column：さまざまな住まい方・さまざまな生き方　123

第3章 働きながら介護するための工夫

仕事と介護の両立のためにできること　126

Point 30	仕事と介護の両立支援制度の基本	128
Point 31	仕事と介護の両立プラン	133
Point 32	遠距離介護に役立つサービス	139
Point 33	認知症など判断能力の低下に備える	143
Point 34	両立の実践事例	148
Point 35	【実践事例①】両立のポイント別の工夫	150
Point 36	【実践事例②】働きながら両親を支えるＯさんの遠距離介護	162
Point 37	【実践事例③】40歳で脳出血　働きながら夫を支えるＲさんの介護	168
Point 38	【実践事例④】父の変化に合わせ高齢期の住環境を整えるＮさんの介護	174
Point 39	ワーク・ライフ・ケア・バランスをイメージする	180

column：チームで行う介護　182

第4章 介護される人とのコミュニケーションと介護する人のケア

自分のことを考えてみよう　184

Point **40** 支える人・介護する人の心得 ————————————186
Point **41** 「人と人」支えることの意味を考える ————————189
Point **42** 加齢による身体と心の変化を知ろう ————————191
Point **43** 高齢者とのコミュニケーション ——————————195
Point **44** 認知症の人に寄り添い理解する ——————————198
Point **45** 心を使って聴く ————————————————201
Point **46** 命を感じて命と向き合う「引き算のケア」 —————204

column：**自分を愛する**　207

おわりに　私の介護を終えて　― 生命の樹 ―　208

【付録1】　**仕事と介護の両立に役立つシートサンプル**　210
　・パーソナルデータ記入シート ————————————210
　・ケアノート ——————————————————————212
　・両立プランシート ——————————————————214
　・親を支えるための検討事項確認シート ————————216

【付録2】　**相談窓口一覧**　217

【付録3】　**介護保険法で定められた特定疾病**　219

索引　220

7

介護の流れ

　ある日突然訪れる介護。いざそのときになると、「誰に相談したらいいの?」「利用できるサービスは?」「費用は?」など、多くの疑問や問題に直面し、目前の対応に追われて混乱しがちです。

　介護のある暮らしは、介護支援期、介護導入期、介護安定期、終末期と変化します。家族の状態がどのように変わっていくか、おおよその流れを把握し、その流れに沿ってとるべき行動を整理すると、仕事と介護の両立が考えやすくなるでしょう。

⬇介護の流れと生じやすい問題

介護支援期

介護前　将来への不安・事前準備など
- 親の病気や介護への対応が不安。
- 親の意思や将来への希望を知らない。
➡　今から備えられることは?　❶

介護導入期

突然介護が発生
病気・事故・認知症・住まいなど
- 何からどうしたらいいの?　介護保険制度の活用方法がわからない。
- 自宅なのか施設なのか。住環境の変化への対応を迫られる。
- 仕事と両立できるのか不安。職場の制度の理解不足。
➡　一人で抱え込まないためにできることは?　❷❸
➡　介護サービスの種類や費用は? 適切な住環境は?　❹❺❻

介護安定期

要支援

軽度要介護

中重度

介護中の悩み
介護の重度化・認知症の進行・住環境の変化・終末期対応など
- 在宅介護の限界。施設への入所。
- 入院(胃ろう、肺炎などの医療対応)の必要性。
- 肉体的、精神的、経済的な負担。
➡　状況に応じた適切な介護は?
　　サービス・住環境の調整・変更は?　❺❻❼
- 仕事とのバランスが崩れ、体調不良や介護うつ、離職。
➡　仕事と介護のバランスをとるには?　❼❽

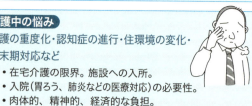

終末期

8

◉ 介護が必要になる前にできること

介護支援期	❶	生活状況を よく観察する	・健康状態、日常生活のリズム ・住環境、住まいと身体のマッチングなど ・さりげなく見守る環境作り ・パーソナルデータを整理し、記録する	➡ p.26 ➡ p.29 ➡ p.76

◉ 介護が必要になったときにできること

介護導入期〜介護安定期	❷	現在の状況を 把握・整理する	・【本人】心身の状態、生活機能（できること、できないこと）の状況、治療方針などを確認・把握する ・【家族】介護生活への不安と要望の整理	➡ p.29 ➡ p.31
	❸	介護プロジェクト チームを作る	・キーパーソンを決め、役割分担を確認 ・訪問日の日程スケジュールを組むなど	➡ p.33
	❹	適切な住環境を 選択・整備	・在宅、特別養護老人ホーム、介護付有料老人ホームなどの選択 ・在宅の場合は住環境の整備 （住宅改修・福祉用具）	➡ p.80 ➡ p.84 ➡ p.87 ➡ p.95 ➡ p.99
	❺	介護保険制度を 理解し、サービス 内容を知る	・申請からサービス開始までの流れを把握 ・サービスの種類、費用、効果など活用方法を理解 ・相談機関の活用（地域包括支援センター）	➡ p.31 ➡ p.36 ➡ p.40
	❻	信頼できるケアマネジャーを選び、ケアプランを作成する	・ケアマネジャーを選ぶ ・介護サービスの選択、ケアプランの作成 ・福祉用具（介護用品）の選択、活用	➡ p.46 ➡ p.51 ➡ p.87
	❼	介護保険以外の 民間・公的サービス などの活用	・市区町村の行政サービス （配食、移送、緊急通報など） ・民間やボランティアサービスの活用 （保険外のホームヘルパーなど）	➡ p.54 ➡ p.139
	❽	「ワーク・ライフ・ ケア・バランス」を 整える	・仕事と介護のバランス ・介護休業制度の検討 ・職場での相談（働き方・介護）、介護セミナーなどの活用	➡ p.128 ➡ p.133 ➡ p.180

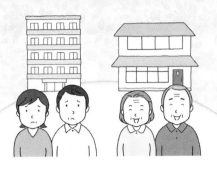

第1章

介護の現状と基礎知識

多くの人が遭遇する働きながらの介護。どんなことが起こり、どんな対応が求められるのでしょうか?
この章では、働きながら介護に備える人や遭遇する人の現状と、仕事と介護を両立しながら行動するために必要な介護の基礎知識や情報をお伝えします。
介護に直面したとき、活用できる制度やサービスの内容と、家族の役割を確認しましょう。

突然の介護に備えるために、自分の状況を確認しよう

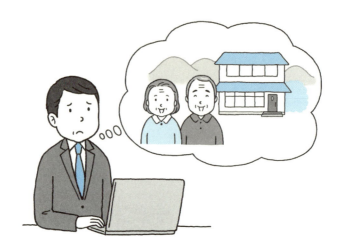

　突然訪れる親や大切な人の介護。そのとき、皆さんはどう行動するでしょうか？　介護離職者は年間約10万人。離職して介護に専念する人のなかには、家に引きこもり「うつ」になってしまう人や、経済的に立ち行かなくなる人などもいます。
　たとえ介護が始まっても、制度やサービスを上手に活用しながら仕事を続け、自分の人生もキャリアも大切にする「ワーク・ライフ・ケア・バランス」が目標です。そのためにも、介護に備える意識を持つことが望まれます。

　そこで、まずは、現在の自分の状況を確認してみましょう。
　次の表で当てはまる項目があればチェックを付けてください。親に限らず、配偶者など介護の対象になる人を想定して回答してください。
　チェックがついた項目はそのままにせず、参照ページを確認して、介護への準備を整えていきましょう。

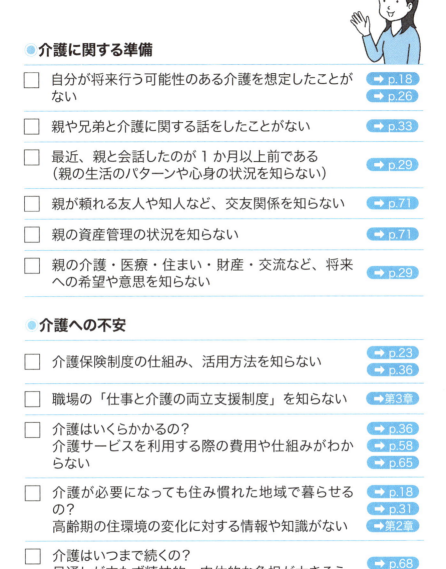

●介護に関する準備

☐ 自分が将来行う可能性のある介護を想定したことがない ➡ p.18 ➡ p.26

☐ 親や兄弟と介護に関する話をしたことがない ➡ p.33

☐ 最近、親と会話したのが1か月以上前である（親の生活のパターンや心身の状況を知らない） ➡ p.29

☐ 親が頼れる友人や知人など、交友関係を知らない ➡ p.71

☐ 親の資産管理の状況を知らない ➡ p.71

☐ 親の介護・医療・住まい・財産・交流など、将来への希望や意思を知らない ➡ p.29

●介護への不安

☐ 介護保険制度の仕組み、活用方法を知らない ➡ p.23 ➡ p.36

☐ 職場の「仕事と介護の両立支援制度」を知らない ➡第3章

☐ 介護はいくらかかるの？
介護サービスを利用する際の費用や仕組みがわからない ➡ p.36 ➡ p.58 ➡ p.65

☐ 介護が必要になっても住み慣れた地域で暮らせるの？
高齢期の住環境の変化に対する情報や知識がない ➡ p.18 ➡ p.31 ➡第2章

☐ 介護はいつまで続くの？
見通しが立たず精神的・肉体的な負担が大きそう ➡ p.68

☐ 離れて暮らす親をどう支えるの？
遠距離介護にかかる費用やコツがわからない ➡ p.46 ➡ p.54 ➡第3章

第1章　介護の現状と基礎知識　13

Point 1 超高齢社会の現状を知ろう

🌀 伸びる平均寿命と、伸ばしたい健康寿命

　私たち日本人の平均寿命は、現在男性81.09歳、女性87.26歳。世界に誇れる長寿国です。今から100年ほど前の平均寿命は40歳代でした。戦後、衛生水準の向上、医療技術や健康診断の普及などが、こんなにも大きく私たちの暮らしを変えたのです。

　一方、「健康寿命」とは、心身共に自立して健康的に生活できる期間（2000（平成12）年にWHOが提唱）のことですが、この健康寿命と平均寿命との差が、男性は約9年、女性で約12年あります。今、私たちの国と、一人ひとりの課題は、寿命を延ばすことではなく、健康でイキイキと暮らすことができる健康寿命を伸ばすことです。2013（平成25）年6月の「日本再興戦略」において、「国民の健康寿命延伸」をテーマに厚生労働省に「健康づくり推進本部」が設置され、医療・介護費抑制のためにも健康寿命延伸への取り組みが強化されています。

🔽 厚生労働省発表の健康寿命（2016年）と平均寿命（2017年）

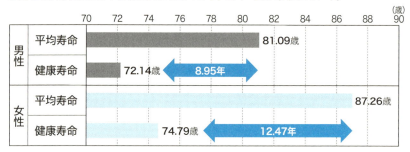

超高齢社会の現状を知ろう Point 1

🌸 日本の高齢化・人口構成の変化

　日本では少子高齢化が加速し、超高齢社会（高齢化率21％以上）となりました。現在の高齢化率は27.7％（2017（平成29）年10月1日総務省人口推計）で、約4人に1人が高齢者という時代。公共の乗り物やデパートなど身近な場所や地域でも、高齢者が増えていることを実感します。さらに、2025（令和7）年には高齢化率が30％に達し、特に75歳以上の後期高齢者の割合は、増加が顕著となることが予想されています。2040（令和22）年には、団塊ジュニアが65歳となり、多死社会がさらに進みます。

　支えられる人が増加し、支える人が少ない社会の人口構成で、若い世代が高齢者を支える人口ピラミッドは、胴上げ型（1965（昭和40）年）→ 騎馬戦型（2012（平成24）年）→ 肩車型（2050（令和32）年）へ移行すると予想されています。

⬇高齢者と若い世代の比率

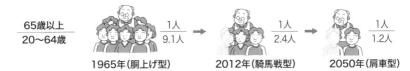

　また、核家族化により、高齢夫婦のみや一人暮らしの世帯が増加。親との遠隔化や認知症高齢者の増加※も加わり、介護ニーズは今後ますます高まっていくことでしょう。誰もが高齢者、誰もが介護する人の時代です。

※ 2015（平成27）年には、65歳以上の認知症の人は約520万人と年々上昇。2025（令和7）年には約700万人（高齢者人口の約20％）に達すると予想される。

第1章　介護の現状と基礎知識

⬇ 日本の高齢化・人口構成の変化

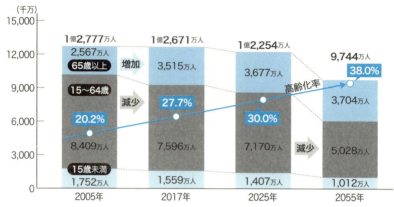

（国立社会保障・人口問題研究所「日本の将来推計人口（平成29年推計）」より）

🌏 介護が必要となった主な原因

　「介護」とは、病院で看護師が行う患者さんへの治療や療養のサポート、つまり看護とは異なり、「日常生活の動作・家事・健康管理・社会活動などの援助」です。生きていくためのさまざまな生活行為を、自分の力だけでは成り立たせることができなくなった人に、「自立支援」の理念のもと、援助を行います。

　その「介護」が必要となった主な原因をみてみましょう。

　厚生労働省が2016（平成28）年に発表した「国民生活基礎調査」の結果では、第1位が認知症18％、第2位が脳血管疾患（脳卒中）16.6％、第3位が高齢による衰弱13.3％でした。要介護度別では、要介護1から4までの原因の第1位を、認知症が占めています。働く人にとっても、ますます認知症介護の負担に影響を受けることが懸念されます。

one point　高齢による衰弱が介護の原因の第3位、とは驚きですね。大きな疾患がなくても介護が必要な状態となりうるのです。この状態を「フレイル」といい、適切な介入（治療・予防）や支援により、生活機能の維持改善が可能です。諦めずに日頃から健康を心がけ、生活習慣を整えることが予防につながります。

介護が必要となった主な原因（65歳以上）

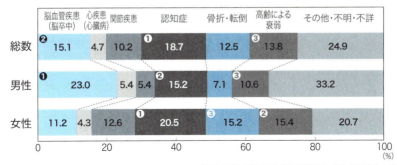

（厚生労働省「国民生活基礎調査」（平成28年）より）

要介護者の推移

　介護保険制度における要介護または要支援の認定を受けた人は、2016（平成28）年4月で633万人。介護保険制度が始まった頃の2000（平成12）年の218万人から、415万人も増加しています（2018（平成30）年 厚生労働省）。

　また、要介護認定の状況をみてみましょう。前期高齢者と呼ばれる65～74歳では約4.3%ですが、75歳以上の後期高齢者では32.5%と、全体の約3割の人に介護や何らかの支援が必要な状態となります。

　老化は避けられない、生命体として自然な流れです。誰もができる限り元気に自立して暮らすことを望んでいますが、年齢を増すことで要介護状態となる可能性が高まります。

要介護認定の状況

65～74歳		75歳以上	
要支援	要介護	要支援	要介護
246千人	510千人	1,470千人	3,842千人
1.4%	2.9%	9.0%	23.5%

（内閣府「平成30年版高齢社会白書」より）

Point 2 住み慣れた地域で暮らしていくための制度を知ろう

地域包括ケアシステムとは

「地域包括ケアシステム」をご存知でしょうか？

2011（平成23）年の介護保険法改正で、「地域包括ケアシステム」の推進が盛り込まれました。厚生労働省は、団塊世代が75歳を超え、高齢化率が30％に上昇する2025（令和7）年を目標に、地域包括ケアシステムの構築を進めています。

地域包括ケアシステムとは、たとえ重度な要介護状態になっても、住み慣れた地域で自分らしい暮らしを人生の最後まで続けることができるよう、住まい、医療、介護、予防、生活支援の5つが一体的に提供される仕組みです。人は介護だけ、医療だけが充実しても、住み慣れた自宅で長く暮らし続けることはできません。5つが連携していることが大切なポイントです。

また、地域包括ケアシステムは、介護保険制度の枠内で完結するものではなく、日常の生活支援や予防が欠かせません。

大きな都市部や郊外の小さな町など地域の実情は各々異なります。保険者である市区町村や都道府県が、地域の特性に応じて包括的な支援・サービス提供体制を作り上げていくことが期待され、さまざまな取り組みが始まっています。

住み慣れた地域で暮らしていくための制度を知ろう

Point 2

地域包括ケアシステムのイメージ

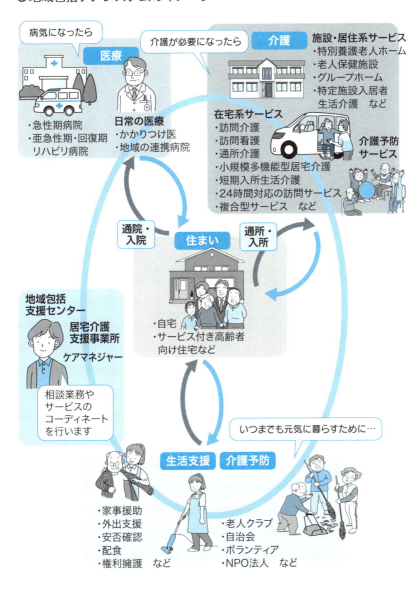

🍀 地域包括ケアシステムを活用した暮らし

この鉢植えの植物は、「地域包括ケアシステム」を構成するための5つの要素を表しています。

生活の基盤となる「すまいとすまい方」は植木鉢に、「介護予防・生活支援」は植木鉢に満たされた養分を含んだ土にたとえることができます。そして、このような土がなければ育つことができない植物が、専門的なサービスである「医療・看護」

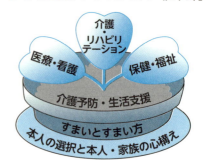

⬇地域包括ケアシステムの「植木鉢」

(『三菱UFJリサーチ＆コンサルティング「＜地域包括ケア研究会＞地域包括ケアシステムと地域マネジメント」(地域包括ケアシステム構築に向けた制度及びサービスのあり方に関する研究事業)、平成27年度厚生労働省老人保健健康増進等事業、2016年』をもとに作成)

「介護・リハビリテーション」「保健・福祉」です。この5つの要素が互いに連携しながら在宅の生活を支えています。そして、忘れてならないのは、皿にあたる「本人の選択と本人・家族の心構え」です。

地域包括ケアシステムを活用した暮らしとはどんなものか、考えてみましょう。

Aさん・女性(76歳)
住み慣れた地域で生活。
1年前に夫の介護を終え、現在は一人暮らし。

● **医療・看護**

夫の介護を終えてからホッとしたのか長年の疲れがでました。外出もおっくうになり、持病の高血圧、高脂血症の治療も怠っていました。

ある日、突然自宅内で倒れ、地域の総合病院へ緊急入院。脳梗塞が原因とわかりました。軽い片麻痺が残りましたが、必要な治療・看護・

リハビリを受け、順調に回復、自宅に帰る見通しがつきました。

　総合病院への毎月の定期受診は片道1時間以上かかり、とても大変です。総合病院の医師が連絡をとってくれて、地域の在宅総合診療ができる医師にお願いできることとなりました。訪問看護師もいてくれるので、身体のことや薬のことなども相談できて心強いです。

●介護・リハビリテーション

　ところが、元気だった頃とは異なり、自宅での一人暮らしにはさまざまな不安があります。病院のソーシャルワーカー（医療福祉相談員）に勧められた「地域包括支援センター」に相談し、退院前に介護保険の要介護認定の申請を行ったところ、要介護1と認定されました。

　自宅に戻ることを目標に地域の老人保健施設に1か月入所し、再び自宅で生活ができるよう懸命にリハビリを行いました。

　退所後、自宅での生活を支援してくれるケアマネジャーを選び、ケアプランを考えました。週1回のデイケアと、週2回の訪問介護の生活援助を利用することから開始です。一人で自宅にいるだけではテレビを観るだけの生活になってしまいます。デイケアでは好きだった手芸ができます。自宅にも友人を招いてゆっくり時間をかけて作品を作れます。

●すまいとすまい方

　自宅には、玄関、トイレ、浴室など、転倒の危険箇所がたくさんあり、スムーズに動けません。老人保健施設入所中に相談すると、家屋調査をしてくれて、今の身体にあった住環境を考えてくれました。介護保険には住宅改修費の補助や福祉用具の貸与（レンタル）・購入費の補助制度があります。その後、担当になったケアマネジャーとも相談し、トイレ、玄関、浴室に手すりやスロープを取り付け、段差を解消し、家具の配置を変えて、自宅の中を安全に暮らしやすく整えました。

● 介護予防・生活支援

　思うように動かない身体で毎日の食事を3食作ることは大変です。訪問介護の援助は週に2回なので、ケアマネジャーに相談し、週に3回の昼食は配食サービスを利用することにしました。刻み食、ソフト食、塩分調整など高齢者に配慮されているので、脳梗塞の再発予防にもなります。配達時の受け取りによる安否確認も兼ねているので安心です。

　ゴミ出しもケアマネジャーに相談し、シルバー人材センターの方が手伝ってくれることになりました。今はさまざまな生活支援があり、ありがたいです。

● 保健・福祉

　自分の身体のことに関心を持つようになりました。地域の保健師さんが開催する健康講座にも友人と一緒に定期的に通い、食事や運動、心の持ち方など、健康を大切にして元気に暮らしたいと思っています。

● 本人の選択と本人・家族の心構え

　これまで元気であったため、自分自身が倒れるとは思っていませんでした。病院から退院し、住み慣れた自宅で生活するために、息子たち家族と相談しながら住まい方やサービスを選択してきました。

　これからの生活に不安はあるけれど、地域の専門家や家族、友人・知人と助け合いながら、できる限り自分の力で暮らしていきたいと思っています。

one point　もし、5つの視点で地域が整えられていなければ、Aさんは毎日の生活が困難となり、またすぐに入院してしまう可能性も高いでしょう。また、施設に入所する時期が早まってしまうかもしれません。Aさんの暮らしは地域包括ケアシステムによって支えられています。

Point 3 介護保険の基本を知ろう

介護保険制度の対象者

高齢者等の介護を家族だけではなく社会全体で支えていこうと、2000年（平成12）年より始まった「介護保険制度」は、心強い味方です。

介護保険の財源は、私たち40歳以上の被保険者の保険料と、国、都道府県、市区町村の公費から成り立っています。40歳から介護保険料を支払うことにより、いざ介護が必要となったときに、利用料の1割から3割を自己負担するだけで、介護サービスが利用できます。

介護保険制度の基礎知識

まずは、介護保険制度の基本を確認してみることから始めましょう。

●介護保険料の支払い

介護保険料は、40歳以上のすべての国民に支払いの義務があります。65歳以上の第1号被保険者と、40歳以上65歳未満の第2号被保険者とに分かれます。

> **65歳以上（第1号被保険者）**
>
> 年金が年額18万円以上　➡　年金から天引き
> 年金が年額18万円未満　➡　個別に支払い
>
> ・保険料は市区町村ごとに条例によって定められていて、地域によって差がある。
> ・保険料は本人や世帯の課税状況や所得に応じて、段階的に定められている。

第1章　介護の現状と基礎知識　23

- **40歳以上65歳未満（第2号被保険者）**

  会社員・公務員　→　医療保険料と介護保険料を合わせて給与から天引き

  自営業など国民健康保険加入者
  　　　　　　　　→　医療保険料と介護保険料を合わせて、国民健康保険税として個別に支払い

  ・加入している医療保険の種類によって、保険料が異なる。
  ・会社員の妻など給与所得のない専業主婦は、保険料を納める必要がない。

one point　介護保険料を滞納した場合は、その滞納期間に応じたペナルティが課せられます。

●介護保険制度下の介護サービスを利用できる人

65歳以上で介護や支援が必要と認定された人と、40歳以上65歳未満の医療保険に加入している人で、特定疾病により介護や支援を必要とする人が、対象となります（参照 p.36）。

●介護サービスの利用手順

介護サービスを受けるには、本人や家族、または代理人が市区町村の窓口や地域包括支援センターに申請※し、要介護認定を受けます。申請に必要な書類などは、事前に電話などで確認しましょう。申請書をホームページからダウンロードできる市区町村もあります。

申請から30日以内に結果が自宅に送られてきます。認定区分（要介護度）は要支援1・2、要介護1〜5の7段階です（参照 p.36）。

※ 申請は、介護が必要な人の住民票が届けられている住所地で行う。

介護保険の基本を知ろう **Point 3**

●介護サービスを利用した場合の自己負担割合

原則は費用の1割負担ですが、65歳以上（第1号被保険者）の人は所得金額によって2割、3割と負担割合が変わります。また、要介護度ごとに定められている区分支給限度基準額を超えた場合の超過分は、全額自己負担です。

⬇65歳以上（第1号被保険者）で自己負担割合が1割以上の人

所得金額	自己負担割合
・本人の合計所得金額が 160 万円以上。 ・年金収入と、公的年金以外の所得の合計が、単身世帯の場合 280 万円以上、夫婦世帯で 346 万円以上。	**2 割**
・本人の合計所得金額が 220 万円以上。 ・年金収入と、公的年金以外の所得の合計が、単身世帯の場合 340 万円以上、夫婦世帯で 463 万円以上	**3 割**

●ケアマネジャーを選び契約する

要介護認定の結果が要介護1～5の場合、在宅介護のコーディネーターであるケアマネジャー（介護支援専門員）を選んで契約します。ケアマネジャーは「居宅介護支援事業所」に所属しています。

●介護保険施設の利用

在宅での介護が困難な場合は、地域の介護保険施設の利用も検討が必要です。介護保険施設は状態にあった施設を自分で選択、申し込み、審査を経て入所となります。

施設にはさまざまな種類があり、それぞれの施設に応じて入所条件、サービス、費用が異なります（参照 p.100）。探し方については地域包括支援センターやケアマネジャーに相談しましょう。

第 1 章　**介護の現状と基礎知識**　●　25

Point 4 介護のカタチと ステージごとの特徴

介護離職者の増加

少子高齢化の加速、核家族化などにより、多くの人が働きながら介護に直面する時代となりました。介護を理由に離職する人の約4割が40～50歳代。働き盛りの世代に家族の介護が大きく影響しています。

また、離職者の8割は女性が占めており、近年は男性の離職者も増えています。出産、育児、介護と、ライフステージの変化に伴い、男性も女性も働き方の工夫が求められています。

介護のカタチの選択

要介護状態になった原因、家族形態や家族との距離、介護する人の住まいや仕事の状況などで、介護に望ましいカタチは一人ひとり異なります。自立して暮らしていた親世代に、ある日突然発生する介護。同居介護、近居介護、遠距離介護、施設サービス活用介護など、どの介護のカタチを選ぶとしても、まず必要となるのは、介護の手よりも情報と知識、親子双方の意思の確認、長期的・総合的なプランです。

介護のステージごとの悩み

●介護支援期

◎介護が始まる前の相談

・親の病気や介護への対応に、漠然とした不安がある。
・介護にかかる費用など、高齢期に必要な費用は？ 子世代の負担は？
・親の意思や将来への希望を知らない。
・今から備えられることは？

介護のカタチとステージごとの特徴　**Point 4**

　近年は介護が始まる前、親が虚弱（フレイル※）の状態となった支援期の段階から、相談に訪れる人が増え始めました。

　「将来の介護が不安です。今からできることがあれば備えておきたい」と訪れた相談者は、「不安が軽減し、今からできることを行っておこうという気持ちになれた」と、前向きな気持ちに変化します。

※ フレイルとは、高齢による衰弱で、老化により心身の脆弱性が増加した状態のこと。

●介護導入期

◉介護が始まったときの相談
・相談できる人がわからず、行うべきことの全体像が見えない。
・介護保険制度の活用方法がわからない。
・自分の家族に合ったサービスがわからない。
・仕事と介護の両立ができるかわからない。
・認知症なのか年齢相応のもの忘れなのか？　一人で抱え込み悩む。

　仕事と介護の両立に悩む働く人の相談で最も多いステージは、介護が始まった導入期です。「何からどうすればいいのかわからない」という声が多く聞かれます。この導入期の段階で専門家に相談しながら正しい情報を得て動くことができれば、自分なりの介護のカタチやバランスを見つけやすくなります。

　残念ながら離職してしまう人の中には、誰にも相談せずに、または相談することを諦めて、決断するケースもあります。

●介護安定期

◉介護中の相談
・在宅介護の限界。問題解決方法は？
・施設や病院探しを繰り返す。

第 1 章　**介護の現状と基礎知識**　●　**27**

・肉体的・精神的・経済的な負担への対応方法は？
・仕事と介護のバランスがとれない。離職も考える。
・認知症・住環境の変化・終末期の対応など、初めての体験が続く。

　介護は長期にわたり変化の連続です。ケアマネジャーを選び介護が開始されてからも、さまざまな悩みに直面し対応を求められます。
　徐々に重度化する家族介護の難しさ、不眠、健康障害など精神的・肉体的な限界、認知症の進行への対応、肺炎・骨折などの医療対応発生、経済的な問題など、多くの介護者は不安や悩みを抱えています。

●終末期
　終末期が近づくと、介護だけではなく、医療的な対応や判断、および選択を求められることも増え、お別れに対する精神的な哀しみや緊張感が続きます。

相談機関を活用した情報収集

　介護に関する基礎知識や情報を事前に得ている人は、いざというときに混乱が少ない状態で前に進むことができます。
　しかし、介護に関する悩みや問題はさまざまに変化するため、状況に応じ、自分や家族にとってベストな対応を探すことが求められます。
　このように働く人の介護は情報収集、行動の整理・明確化がポイントです。「今、何をするべきか」「活用できる制度、サービス、人、モノ」など、仕事と介護全体のマネジメントを試みながら動きましょう。

one point
介護を始めるとき、目の前のことのみに飛びつくのではなく、介護の全体像をイメージできると、専門家に任せること、自分が行うこと、また、地域で行うこと、職場で行うことなど、役割分担が見えて具体的な行動をとりやすくなります。
できれば介護に直面する前に、準備を進めておくことが肝心です。

Point 5 働きながらの介護の実際・進め方 【ステップ1】現状の確認

状況を正確に把握する

　実際に介護が必要になったときに、どのように行動したらよいのか、ここからはステップを踏んで紹介しましょう。順番どおりというより、ほぼ同時に進むと思ってください。

　親や家族が突然入院して介護が必要となると、誰もが慌ててしまいがちですが、まずは下記のADLなど今の状況を正確に把握するよう努めてください。

　病気がある場合は、病気の特性によって状態は異なります。現在の状態や今後の経過、リハビリのゴール（どこまで回復する可能性があるのか）などの治療方針を担当医師に確認し、さらに家族の心身の状態も把握しておくことが大切です。この段階では、まだ医療が必要な医療保険対応期です。

　担当ケアマネジャーがいる人は、医療機関からケアマネジャーに連絡が入っているかもしれません。あるいは、医療機関から受けた情報を、ケアマネジャーに連絡することが必要となるかもしれません。担当医師、看護師など医療専門職と、福祉・介護専門職との連携が必要です。

> ● 【例】ADL（日常生活動作）／Activities of Daily Living
> ・食事、排泄、移動、入浴など、日常生活でできること／できないこと
> ・動作の確認：一部介助が必要／全介助／自分で行える（自立）

第1章　介護の現状と基礎知識　29

one point 働く人は、この時期が休暇を取得するタイミングです。突然介護や医療が必要になると、誰もが混乱します。不安や痛みを感じている家族のそばに駆けつけて、声をかけましょう。
都合がつかないときには家族や医師、看護師、ケアマネジャーなどに連絡し、可能な限り状況を確認しましょう。家族を支援する、大切なステージです。

介護のヒント パーソナルデータの記録

高齢期には、突然の入院など予期せぬことが起こりがちです。親の健康や暮らしに関する基礎的な情報を知っていますか？

私がお勧めしたいのは、親や家族の「パーソナルデータ」をまとめておくことです（参照 付録1）。

シートには、氏名、生年月日、身長、体重、血液型、アレルギーの有無、住所などの基礎データを明記します。現病歴や既往歴、かかりつけ医や現在内服中の薬、そして大切にしている日常生活習慣なども記録しておきましょう。最近では「お薬手帳」が活用され始めていますので、コピーを貼り付けておいてもよいでしょう。

緊急時の対応では、これらのデータが医師や看護師にとって大変重要な役割を果たします。入院時には必ず聞かれる内容ですが、緊急時にこれらの情報を伝えることはなかなか難しいものです。元気なうちからまとめておくと、いざというときに便利です。

「救急医療情報キット」などという名称で、緊急時に必要となる情報を記録したシートを筒状の容器に入れて冷蔵庫に保管しておき、救急車で駆けつけた救急隊がそこから情報を取り出し、搬送先の医療機関に迅速に連絡するというシステムを導入している自治体もあります。皆さんの親が住んでいる自治体でも導入されていたら、積極的に活用しましょう。

完成した「パーソナルデータ」は、緊急時の連絡先一覧表と共に家族の誰もがわかりやすい場所に保管しておきましょう。定期的な更新も必要ですね。家族のパーソナルデータを記録し、介護に備えましょう。

Point 6 働きながらの介護の実際・進め方【ステップ2】 地域で情報収集

地域包括支援センターに相談する

2005（平成17）年に介護保険法が改正され、2006（平成18）年4月から各市区町村に「地域包括支援センター※」が設置されました。地域包括支援センターは、高齢者の生活を地域で支えるための総合的なよろず相談機関です。社会福祉士や保健師、主任ケアマネジャー（主任介護支援専門員）などの専門スタッフが配置されていて、介護に関する悩みだけではなく、福祉や医療、生活支援などさまざまな相談が可能です。介護保険の要介護認定の申請も受け付けています。

介護についての困りごとは、慌てずにまずは地域包括支援センターに相談してみましょう。駆けつけることができない場合は、電話での相談にも対応しています。家族の状況や悩みを伝えることで、必要な制度やサービスなどの情報や、解決に向けたアドバイスを受けることができます。

この地域包括支援センターは、住所ごとに担当のセンターが決まっていますので、自分の親の地域はどこのセンターなのか、事前に市区町村の窓口に確認しておきましょう。相談は無料です。

地域の市区町村などが発行している「介護保険」「高齢福祉サービス」などのわかりやすい冊子を、取り寄せておくとよいでしょう。

※ 地域包括支援センターは、「地域ケアプラザ」「安心センター」「お年寄りセンター」など、地域によって固有の名称をつけているところもある。

地域包括支援センターで得られる情報

●支える
- 親や家族が突然入院して介護が必要な状態に。何をしたらよいの？
- 介護保険制度のサービスを利用したい。
- 介護保険の申請や、要介護認定を行いたい。
- 要介護認定の訪問調査を受ける際の注意事項は？
- 最近親のもの忘れがはげしくて心配。
- 地域で利用できるさまざまなサービスを知りたい。
- 地域の高齢者施設の状況や費用を知りたい。
- 悪質商法の詐欺にあってしまった。

●備える
- 介護保険制度ってどんな制度？　わが町の特徴は？
- 親が高齢になったらどんなサービスが受けられるの？
- 離れて暮らす親を支えるサービスや制度を知りたい。
- 介護状態ではない親が、いつまでも元気で暮らすために利用できる介護予防サービスは？

◐地域包括支援センターの役割

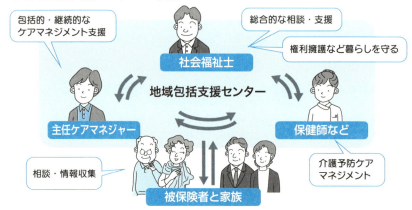

Point 7 働きながらの介護の実際・進め方 【ステップ3】家族の体制作り

家族会議で役割分担を決め、介護体制を整える

あなたは近い将来、何人の介護をする可能性がありますか？

父親、母親、義父、義母、配偶者、兄弟、叔母、叔父、子供など、これからは一人が複数の家族を介護する可能性が高まる時代です。一昔前までは、介護は女性が行うことが当たり前とされていましたが、その考えはすでに過去のものです。大切なのは、介護はチームで行うということ。決して一人で抱え込もうとしないことです。皆で話し合って誰がどのように介護に関わるのか、プロジェクトチームを結成しましょう。

チームのメンバーは本人を中心に、家族、ケアマネジャー、その他、医療や介護の専門家です。親が交流している友人や地域の人もサポートメンバーです。自分のできること、できないことを明確にし、役割分担を確認しながら、チームの組織図を作ります。各々が介護に充てられる手、時間、費用などを整理し、チーム体制を整えます。

親の介護を行う場合、大切なのは親がチームメンバーの中心だということです。親の介護や医療、住まいなどに関する意思や希望、介護に使うことができる費用なども確認しましょう。

one point 介護は予測がつかないことが多いので、元気なうちから親や兄弟とのコミュニケーションを大切にしましょう。親の意思や兄弟間の役割分担を確認しておくと、いざというときに役立ちます。

⬇介護プロジェクトチームの組織図(例)

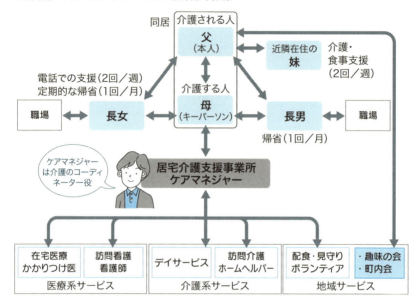

チーム作りで大切なこと

　チームで連携しながら介護に臨むことができると、介護する人も介護される人も落ち着いて行動できます。介護は専門スタッフの手を積極的に活用しましょう。チーム作りでは、介護する人を支える視点も大切です。たとえば、高齢の父親を母親が介護する場合は、母親の休養やリフレッシュなどの時間にも配慮しましょう。介護する母が介護から離れられるよう、食事や美容院などリフレッシュや外出の機会を設けることなども、介護チームの役割です。

　専門スタッフと家族の役割が見えてくると、自分の担当範囲や時間が明確になります。連絡網や連絡手段も確認し、介護される人をチームで支える介護プロジェクトにチャレンジしましょう。誰かに押し付けず、少しでも自分ができることを伝えましょう。

働きながらの介護の実際・進め方【ステップ3】家族の体制作り **Point 7**

> **介護のヒント** ケアノートを現状の整理・情報共有に活用
>
> 　親が突然入院した、介護が必要になったとなると、医師や看護師、理学療法士（リハビリ職）、介護職など、多職種の人々から多くの情報を得て判断し、選択する機会が続きます。
>
> 　たとえば、病院で医師から病状や治療経過、方針、薬剤の説明を受けた際には、内容を把握し、疑問点や不明な点は遠慮せずに質問し、確認する必要があります。そしてその情報は、兄弟や親族間で共有する必要もあるでしょう。しかし、頭の中で記憶しているだけでは、情報も曖昧になってしまいがちです。
>
> 　そこで、日々の体調や出来事、備忘録などの情報をまとめて記録する「ケアノート」を1冊用意しておくと、家族間で情報を効率よく共有できます（**参照** 付録1）。
>
> 　情報共有の方法は、ノート、メール、FAX、ライン、スカイプなど家族にあった方法を選択しましょう。親世代は子世代とは情報を扱う量もスピードも異なりますので注意しましょう。元気なうちから我が家の情報共有方法を検討しておくとよいですね。
>
> **◉ケアノートを記録していてよかったこと**
> - パーソナルデータと共に1冊にまとめている。我が家の介護を振り返るよいツールになっている。
> - 母が記録しているノートに介護職もコメントを書き込んでくれる。週末に帰省したとき、内容を確認できるので大変便利。
> - 在宅か施設か呼び寄せかの判断材料として、日々の記録が役立った。

第1章　介護の現状と基礎知識　35

Point 8 働きながらの介護の実際・進め方 【ステップ4】介護保険の利用

⬤介護保険制度を活用する

●要介護認定の申請をする

　介護サービスを受けるためには、まず介護を受ける人が住んでいる市区町村※や、管轄の地域包括支援センターに申請をして、要介護認定を受けることが必要です。

※ 住民票の届け出をしている住所地。

> **◉介護サービスを利用できる人**
> ① 65歳以上で介護や支援が必要と認定された人（第1号被保険者）
> ② 40歳以上65歳未満の医療保険に加入している人（第2号被保険者）で、特定疾病※により介護や支援が必要と認定された人
>
> > ※ 特定疾病とは、がん（末期）、関節リウマチ、筋萎縮性側索硬化症など、介護保険法で定められた16の疾病（参照 付録3）。

●訪問調査（認定調査）を受ける

　申請を行うと、訪問調査員が自宅や病院を訪れ、心身の状態や介護の状況について74項目の聞き取り調査を行います。

●認定結果の通知

　訪問調査の結果と主治医の意見書をもとに認定を行い、その結果の通知が申請から原則30日以内に自宅に郵送されます。要介護認定の認定区分（要介護度）は要支援1・2、要介護1〜5の7段階で、いずれにも該当しない場合は自立とされます。

働きながらの介護の実際・進め方【ステップ4】介護保険の利用

要支援1・2と認定された場合は「介護予防サービス」を、要介護1～5と認定された場合は「介護サービス」を受けられます。なお、自立（非該当）の場合は「基本チェックリスト」に回答し、「介護予防・日常生活支援総合事業」を利用することができます。

●介護サービスの利用

要介護1～5の場合は、居宅介護支援事業所と、そこに所属しているケアマネジャー（介護支援専門員）を選び、ケアマネジャーとともにケアプラン（介護サービス計画）を作成します。

ケアプランをもとに、介護サービス事業者との契約を行い、介護サービスの利用が開始されます。施設を選択する場合は、入所したい施設へ直接相談して契約となります。

急いでサービスを利用したい場合は、「暫定ケアプラン」でサービスを利用できます。申請を行う際に窓口で相談しましょう。

要介護認定の流れ

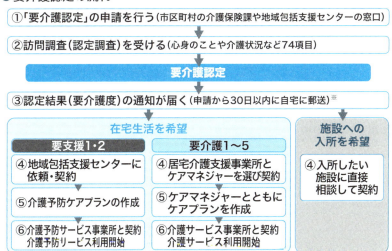

※「自立（非該当）」と認定された場合は、「介護予防・日常生活支援総合事業」を利用。

第1章　介護の現状と基礎知識

> **one point**
> 訪問調査では、1〜2時間程度の聞き取り調査を受けます。高齢者は日頃の状況よりもはりきって伝えてしまう傾向があるので、子世代や働く人は休暇をとり、付き添うタイミングです。普段の生活のありのままの状況を伝えましょう。本人の前で伝えにくい内容は、あらかじめメモなどを用意しておきましょう。

要介護度の区分とサービス利用の限度額

要介護認定では、客観的に介護の必要性やその程度を判断します。判定の結果、「要支援」「要介護」の認定区分（要介護度）に応じたサービスを利用できます。

また、その要介護度によって、在宅で受けられるサービスの量（利用限度額）が決められています。自己負担額は原則1割ですが、65歳以上の場合、所得金額によっては2割または3割になります。

> **one point**
> 自己負担額が一定額を超えた場合は、申請により超えた分が「高額介護サービス費」として払い戻されます。一定額とは、現役並み所得者と一般世帯は月44,400円、市町村民税非課税世帯は月24,600円です（参照 p.64）。
> さらに、介護保険と医療保険の1年間（前年の8月から今年の7月まで）の自己負担が高額になった場合は、「高額医療・高額介護合算制度」を利用できます。
> 詳しくは地域包括支援センターやケアマネジャー、市区町村の介護保険の窓口に相談しましょう。

要介護認定の有効期間

認定された要介護度には、原則6〜12か月、上限36か月の有効期間があり、更新手続きが必要です。

有効期間内に心身の状態が変化した場合は、要介護度の区分変更申請ができます。

働きながらの介護の実際・進め方【ステップ4】介護保険の利用 Point 8

⊙1か月の利用限度額（区分支給限度基準額）と1割の自己負担額

要介護度		状態
月額	1割	
要支援1		生活機能が改善する可能性が高い人。介護は必要としないが、洗濯や買い物など生活管理能力が低下し、ときどき（要支援1）またはしばしば（要支援2）支援が必要。
50,320 円	5,032 円	
要支援2		
105,310 円	10,531 円	
要介護1		歩いたり座ったりできるが、外出時の付き添いや、食事・排泄・入浴など複雑な動作に部分的に介助・支援が必要。
167,650 円	16,765 円	
要介護2		歩いたり座ったりが不安定で、排泄・入浴・着替えなどに一部介助または全介助が必要。また、精神行動障害や認知機能低下がみられ、生活に支障をきたす場合などがある。
197,050 円	19,705 円	
要介護3		歩く、座るが自力でできず、排泄・入浴・着替え・食事などにほぼ全介助が必要。また、いくつかの精神行動障害や全般的な認知機能低下がみられる場合がある。
270,480 円	27,048 円	
要介護4		食事・排泄・入浴・着替えなどに全面的な介助が必要。多くの問題行動や全般的な認知機能低下がみられ、本人との意思の疎通ができないこともある。
309,380 円	30,938 円	
要介護5		寝たきりなど移動の動作がほとんどできず、排泄・食事など生活全般で介護が必要。本人との意思の疎通ができないこともある。
362,170 円	36,217 円	
自立（非該当）		地域支援事業の介護予防・日常生活支援総合事業として、各種サービスの利用が可能。

第1章　介護の現状と基礎知識　39

Point 9 活用できる介護サービスを確認しよう

介護サービスの種類

　介護サービスの種類には、在宅で利用できる訪問、通所、短期入所サービス、住宅改修、福祉用具の貸与・購入費補助などの「居宅サービス」、施設に入所する「施設サービス」、介護が中重度となっても住み慣れた地域で暮らすことを目的に整備されている「地域密着型サービス」などがあります。ニーズに合ったサービスを上手に選んで活用しましょう。

利用できるサービスの種類

居宅サービス（訪問・通所系）	訪問介護（ホームヘルプ）※1	自宅で	訪問介護員（ホームヘルパー）が自宅を訪問。買い物、調理、掃除などの生活援助や、入浴、排泄、食事などの身体介護を行う。
	訪問看護		看護師や保健師が自宅を訪問。健康状態の確認や病状の管理、医療的な対応や処置を、医師の指示に基づいて行う。
	訪問入浴介護		看護師を含む介護サービスチームが浴槽を積んだ移動入浴車で自宅を訪問。自宅の浴槽で入浴できない高齢者などの入浴サービスを行う。
	訪問リハビリテーション		理学療法士、作業療法士、言語聴覚士が自宅を訪問。運動、マッサージなどのリハビリを、医師の指示に基づいて行う。
	居宅療養管理指導		医師、歯科医師、薬剤師、管理栄養士などが自宅を訪問。相談や助言を行う。
	通所介護（デイサービス）※1	通う	デイサービスセンターなどに日帰りで通う利用者に、レクリエーションや機能訓練、食事、入浴などのサービスを行う。
	通所リハビリテーション（デイケア）		介護老人保健施設や診療所などの医療系施設に日帰りで通う利用者に、食事・入浴・リハビリなどを、医師の指示に基いて行う。

※1 要支援1・2の人は介護予防・日常生活支援総合事業（参照 p.44）を利用する。

40

活用できる介護サービスを確認しよう **Point 9**

短期間入所する	短期入所生活介護（ショートステイ）	泊まる	特別養護老人ホームなどに数日間入所する利用者に、日常生活のサービスを行うとともに、家族介護者の休養を図る。
	短期入所療養介護（ショートステイ）		介護老人保健施設や介護医療院などの医療系施設に数日間入所する利用者に、医師の指示に基いて、リハビリや医療などのサービスを行うとともに、家族介護者の休養を図る。
自宅の環境を整える	福祉用具貸与（レンタル）、特定福祉用具販売		車いすやベッドなどの福祉用具のレンタルサービスおよび排泄や入浴に使用する用具などの購入費用の支給。
	住宅改修費の支給		手すりの取付け、段差の解消などの小規模な住宅改修費用の支給。
居宅サービス（その他）	特定施設入居者生活介護	入居する	有料老人ホームやケアハウスなどの入居者に対する入浴、排泄、食事などの介護、機能訓練、相談などの生活サービス。

施設サービス	生活介護が中心　介護老人福祉施設（特別養護老人ホーム）	寝たきりや認知症など重度の介護を必要とし、自宅での介護が難しい人のための施設。介護、機能訓練、健康管理などが受けられる。※「要介護3」以上が対象。
	リハビリが中心　介護老人保健施設（老人保健施設）	病院から退院後、すぐに自宅で暮らせない人のためのリハビリ・在宅復帰支援を役割とする施設。看護、介護、リハビリなどが受けられる。※「要介護1」以上が対象。
	医療が中心　介護療養型医療施設	急性期の治療が終わり、症状が安定しているものの、長期療養を必要とする人のための病院・病棟。※「要介護1」以上が対象（2023年度末までに廃止予定）。
	医療が中心　介護医療院	症状が安定し長期療養を必要としている人が、日常的な介護・生活支援や医療管理などを受けられる病院・病棟。※「要介護1」以上が対象。

第1章　介護の現状と基礎知識　**41**

地域密着型サービス※2	**夜間** 夜間対応型 訪問介護	24時間安心して暮らせるように、定期巡回や通報システムによる夜間の訪問介護を行う。 ※「要介護1」以上が対象。
	24時間対応 定期巡回・ 随時対応型 訪問介護看護	介護が中重度になっても24時間在宅生活が可能になるように、日中・夜間を通じて訪問介護と訪問看護が一体的または密接に連携しながら、定期巡回と随時の対応を提供するサービス。 ※「要介護1」以上が対象。
	日帰り 認知症対応型通所介護 （デイサービス）	認知症高齢者に日常生活の世話やレクリエーション、機能訓練などのサービスを行う。
	日帰り 地域密着型通所介護 （小規模デイサービス）	定員19人未満のデイサービスセンターに通う利用者に、レクリエーションや機能訓練、食事、入浴などのサービスを行う。 ※「要介護1」以上が対象。
	複合的サービス 小規模多機能型居宅介護	「通い」や「訪問」、「泊まり」のサービスを組み合わせた多機能な介護サービスを行う。
	複合的サービス 看護小規模多機能型 居宅介護（複合型サービス）	小規模多機能型居宅介護と訪問看護を組み合わせた複合型サービス。看護と介護の一体的な提供により、医療ニーズの高い要介護者を支援。 ※「要介護1」以上が対象。
	グループホーム 認知症対応型 共同生活介護	共同生活住居に入居した5～9人の認知症高齢者が、食事、入浴、排泄などの介護や生活支援を受けながら共同生活を行うサービス。 ※「要支援2」以上が対象。
	施設 地域密着型介護老人 福祉施設入所者生活介護 （特別養護老人ホーム）	定員が30人未満の特別養護老人ホームに入所している寝たきりや認知症高齢者などの利用者に対して、入浴、排泄、食事などの介護、機能訓練、日常生活上の世話を行う。 ※「要介護3」以上が対象。
	住まい 地域密着型特定施設 入居者生活介護	有料老人ホームなど定員が30人未満の小規模な介護専用型特定施設に入居している利用者に、日常生活上の世話や機能訓練などを行うサービス。 ※「要介護1」以上が対象。

※2 地域密着型サービスは、主としてその市区町村に住む被保険者が利用できる。

地域密着型サービスを活用しよう

地域密着型サービスとは、2006（平成18）年4月から始まった介護サービスのひとつで、要介護状態や認知症になっても、住み慣れた地域で暮らし続けられることを目的としています。このサービスの利用者は原則として、要介護（要支援）認定を受けた市区町村の住民に限定されます。

サービスには、「通い」「訪問」「泊まり」のサービスを組み合わせた「小規模多機能型居宅介護」や、認知症の高齢者が少人数で暮らす「グループホーム」、定期巡回と随時の対応を提供する「定期巡回・随時対応型訪問介護看護」などがあり、利用者のニーズに応じて、地域に密着した柔軟なサービスを提供しています。

地域により提供できるサービスが異なります。親の住む市区町村にこれらのサービスが整備されているか、事前に確認しておきましょう。

one point 小規模多機能型居宅介護サービスは、その事業所のケアマネジャーが担当となります。利用を希望する場合には、他の事業所のケアマネジャーではなく、小規模多機能型居宅介護事業所のケアマネジャーに相談しましょう。

小規模多機能型居宅介護のイメージ

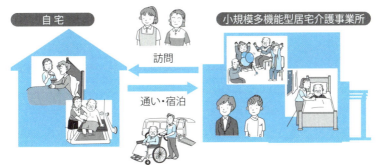

介護予防・日常生活支援総合事業

　要介護認定で要支援1・2、自立（非該当）と認定された人に対して、市区町村がサービスを提供します。具体的なサービスは市区町村により異なりますが、重度の介護状態にならないように生活機能の維持、向上を図ることを目的としています。

　利用の際は地域包括支援センターにて「基本チェックリスト」に回答し、改善点を導き、改善点に応じたサービスを利用します。この事業は2011（平成23）年の介護保険法改正により創設されました。住んでいる地域の新しいサービスを上手に活用しましょう。

❖介護予防・生活支援サービス事業※

訪問型サービス	・訪問介護と同様に、訪問介護員（ホームヘルパー）が訪問して、生活援助（家事援助）などを行う。 ・ボランティアなど地域住民が主体となって、生活援助などを行う。 ・保健師などによる短期集中相談指導、移動支援など、多様なサービスを用意。
通所型サービス	・通所介護と同様に、デイサービスセンターなどに日帰りで通い、生活機能向上のための機能訓練を行う。 ・ボランティアなどが主体となっている場に、自主的に通い、体操や運動、レクリエーションなどに参加する。 ・短期集中で通い、専門職による運動機能向上や栄養改善などのためのプログラムに参加するなど、多様なサービスを用意。
生活支援サービス	・栄養改善を目的とした配食。 ・一人暮らしの高齢者などに対し、住民ボランティアなどが見守りを行う。
介護予防ケアマネジメント	・自立した生活を送ることができるよう、地域包括支援センターが介護予防ケアプランを作成する。

※ 介護予防・日常生活支援総合事業の一部。利用費用については59ページを参照。

活用できる介護サービスを確認しよう **Point 9**

⬇ 介護サービスの全体像

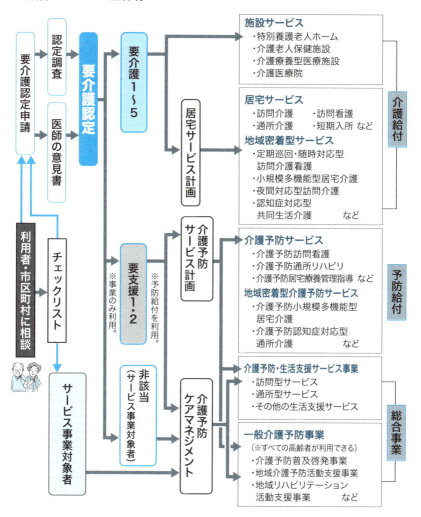

(厚生労働省「介護予防・日常生活支援総合事業ガイドライン(概要)」より／一部加筆)

Point 10 ケアマネジャーの選び方

ケアマネジャーとは？

ケアマネジャー（介護支援専門員）とは、介護を必要としている人やその家族から相談を受け、心身の状況に応じて適切なサービスを受けられるようにケアプラン（介護サービス計画）の作成や見直し、介護サービス事業者との連絡や調整などをとりまとめる専門職です。

専門的なアセスメントを行い、解決すべき問題、課題とその解決策を、本人や家族と一緒に考えます。

ケアマネジャー試験の受験資格は、実務経験5年以上の法定資格保有者（介護福祉士、社会福祉士、看護師、医師など）および各施設の相談員（相談援助業務従事者）に与えられます。試験に合格し実務研修を修了した人が、ケアマネジャーとして居宅介護支援事業所などに所属しています。

ケアマネジャーを選ぶときのポイント

在宅介護は、ケアマネジャーとよい人間関係を築くことが鍵となりますが、多くの皆さんが悩むのが、ケアマネジャーをどう選ぶかという点です。在宅介護のコーディネーターとなるケアマネジャー選びは、慎重に行いましょう。

ケアマネジャーを選ぶ際には、次のような点に注意しましょう。

● 利用者の心身の状態や、家族の生活状況などをしっかり伝える

ケアマネジャーには、介護が必要な人の心身の状態や、介護する人の状況などをしっかり伝えましょう。

ケアマネジャーの選び方　Point 10

●ケアマネジャーの資格や経歴を確認する

　ケアマネジャーは専門資格がさまざまで、経験や得意分野も異なります。ケアマネジャーの得意分野が自分の家族の状態にあっているか、確認するといいでしょう。担当が難しい場合には、他の事業所やケアマネジャーを紹介してくれる場合もあります。

　利用したい介護サービスがある場合は伝えましょう。ただし、事業所が併設しているサービスをまったく使わない場合には、断られることもあります。

●さほど遠くない事業所を選び、地域の評判にもアンテナをはる

　自宅からの距離も、緊急時の対応などでフットワークの軽さが安心感につながるので大切です。身近な人や地域の評判も参考にしましょう。

●信頼できて相談できる人かどうか確認する

　ケアマネジャーとの相性や信頼性も大切です。契約の前に必ず面談し、よく話を聴いて相手の身になって考えてくれる人かどうか、また自分や家族との相性がよいかどうか、何でも相談できそうかなどを確認しましょう。

●さまざまなサービスやアイデアを提案してくれる人を選ぶ

　ケアマネジャーが所属する「居宅介護支援事業所」は、独立型が1割程度で、その他は介護サービスを併設しています。自社のサービスの紹介しか行わないケアマネジャーには注意が必要です。複数のサービス事業者やアイデアを提案してくれるケアマネジャーは信頼できます。

第 1 章　**介護の現状と基礎知識**　47

one point
ケアマネジャーとの面談で利用者の状況、不安や希望を伝え、ケアマネジャーが対応できるようであれば所属している居宅介護支援事業所と契約を行います。
なお、どうしてよいかわからない場合には、地域包括支援センターに相談しましょう。

担当ケアマネジャーは変更可能

　一度契約してサービスが開始されたあとに、連絡がとれない、改善や要望が伝わらないなど、不信感や不満がある場合には、担当ケアマネジャーや居宅介護支援事業所を変更することも可能です。

　ケアマネジャーは一人で多くの人を担当し、大変多忙な中、介護する人・される人を支えています。お互いに理解し合えるような努力、工夫も必要です。上手くいかないときには、地域包括支援センターや市区町村の介護保険課などに相談しましょう。

ケアマネジャーと相談するときに必要な情報

　初回のケアマネジャーとの面談で、本人や家族はケアマネジャーからの質問に答えていきます。

●介護が必要な人（利用者）の状態

　中心となるのは「介護が必要な人（利用者）の状態」です。
　このとき、基本的な情報として、パーソナルデータ（参照 p.30）が手元にあると大変便利です。これまでの既往歴や病歴、内服薬の有無なども整理しておきましょう。
　生活する上で問題と感じること、不安な点、困りごとなどを、率直に伝えます。「ケアプラン」では、この問題を専門的な視点で分析し、目標を設定し、自立支援に向けてサービス利用を検討します。

ケアマネジャーの選び方

　ここでは問題ばかりに目を向けずに、希望を伝えることも家族の大切な役割です。介護は暮らしの一部です。今後どんな暮らしを送っていきたいのか、それが可能なのか、共に考えましょう。

●働く人や家族の情報

　利用者本人の状態を伝えたあとに、支える側、子世代の働く人や家族の情報を伝えることも大切です。介護に対する考え方、介護を担える人、時間帯、曜日などのほか、介護する人の健康状態、勤務先の仕事と介護の両立支援制度なども伝えるとよいでしょう。

●介護費用

　介護にはお金もかかります。費用負担の少ない医療保険対応の病院

⏷ケアマネジャーとの面談前に確認しておきたいこと

1	介護が必要な人の状態	・パーソナルデータ ・日常生活の様子／困っていること・不安（移動・食事・排泄・入浴・買い物・もの忘れ）など ・介護への抵抗感の有無／希望 ・在宅サービスの利用や介護施設への入居の意向 ・趣味／楽しみ／希望する生活 ・家族と家族以外の交流関係
2	介護する人について	・健康状態／仕事や家庭の状況 ・介護に対する考え／介護経験の有無 ・介護を担える時間帯 ・介護サービスや介護施設の利用への意向・抵抗感
3	仕事と介護の両立支援制度	・勤務先の両立支援制度 ・利用したいと考えている制度（介護休業・介護休暇・短時間勤務など）
4	介護費用	・介護にかけられる費用 ・介護保険外のサービス利用も可能か

第1章　介護の現状と基礎知識　49

に長期間入院していられる時代は終わりました。介護に必要となる費用は親の財布で賄えるのか、子世代への負担がかかったときは誰がいくら支援するのかなど、長期的なマネープランも必要となります。

　ケアマネジャーに相談する際には、費用についても大事な事項となります。元気なうちから親の年金・預貯金などの介護に充てられるおおよその費用について、家族間でさりげなく確認しておきましょう。

ケアマネジャーとの関係作り

　ケアマネジャーとの信頼関係ができると、在宅介護がスムーズに流れ、働く人の気持ちも安定し負担も軽減します。ケアマネジャーとの関係が、在宅介護のキーポイントでしょう。

　ケアマネジャーとは、メール、電話、FAXなど連絡方法を決め、定期的に面談をして、親の状況を確認しましょう。遠距離介護の場合は、特にケアマネジャーとの連絡・連携を大切にしましょう。

　居宅介護支援事業所のケアマネジャーは月に1回以上は自宅を訪問し、ケアプランの説明、評価、確認を行う義務があります。働いている人は訪問日にあわせて休暇をとって同席すれば、現在問題となっていること、解決すべき課題の進捗状況、目標への達成度などが具体的に理解できます。介護を任せられることと自分が担うことの役割が明確になれば、落ち着いて仕事ができることにもつながります。

one point
たとえば、高齢の父親の介護を母親が行っている場合、遠慮しがちな母親は自分の負担を子世代には話せずに一人で抱えてしまうことがあります。介護する人が先に倒れてしまうということも少なくはありません。ケアマネジャーは介護する人の負担にも注意し、ケアプランに反映しています。
第三者と話をしながら進めることで、問題に早めに気が付き対応することができます。

Point 11 希望を叶えるケアプラン作成

ケアマネジメントとケアプラン

　ケアプランとは、必要な介護サービスを組み合わせて作る「介護サービス計画」です。「いつ」「どこで」「どんなサービスを」「何のために」「どの程度、いつまで利用するのか」などが記載されています。介護サービスを利用する場合は、ケアプランを作成する必要があります。

　要支援1・2の場合は、地域包括支援センターに相談して介護予防プランを、要介護1〜5の場合は、居宅介護支援事業所に所属しているケアマネジャーにケアプランを作成してもらいます。

　ケアプラン作成の費用は無料です。

　ケアマネジャーは専門的なアセスメントを行い、ヒアリング内容から問題点や課題点を分析し、その人にとっての目標を定め、そのために必要なサービスをコーディネートしていきます。これがケアマネジメントです。

　アセスメントには複数の手法、様式があります。家族や利用者からの情報を元に専門的な分析を行うので、よいケアプラン作成のためには、本人の状況や家族の困りごと、希望などを伝えることが大切です。

●ケアマネジャーが行うこと
① 面談（利用者や家族からの詳細なヒアリング）
② アセスメントシートによる課題分析
③ ケアプラン（介護サービス計画）の原案作成
④ サービス担当者との会議（ケアカンファレンス）
⑤ ケアプラン（介護サービス計画）完成※、評価
　　※ 利用者への説明・同意が必要。

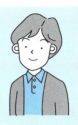

第1章　介護の現状と基礎知識

ケアプランの作成例

それでは、具体的なケアプランの作成例を紹介しましょう。

ケアプラン作成のために必要な情報

●Yさんの状況

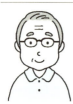

　Yさん、78歳男性。高血圧と高脂血症があり治療通院中であった。3か月前に脳梗塞発症。病院、老人保健施設を経て、希望であった自宅へ戻ることができた。現在は左半身麻痺の障害あり。要介護2。

　室内は歩行器や杖を使用。外出時は車椅子利用。排泄、食事、更衣などは一部介助が必要。

　介護者は同居している74歳の妻。離れて暮らす長男(51歳)と長女(49歳)は、それぞれの家族と暮らし企業に就労中であるが、介護者である母の心配もあり、交代で介護に参加。

●本人と家族の希望

【本人】

- 家族に迷惑をかけたくない。妻のことも心配。
- 身の回りのことが自分で行えるように回復し、もう一度長年趣味であったゴルフができるようになれたら嬉しい。
- リハビリは辛いがサービスを活用しながら頑張りたい。

【家族】

- 食事、排泄、入浴などが自分でできるように、専門職の皆さんの手を借りながら回復を願う。
- 自分も夫に負担がかからないような、介護のコツを学びたい。
- 体力がないので介護ができるか正直不安もある。

【家族】

- 仕事を抱えているが、できる範囲で支援をしたい。
- 脳梗塞の再発作を予防しながら、明るい在宅介護を目指したい。
- 父だけでなく母も助けたい。

希望を叶えるケアプラン作成 **Point 11**

介護サービスを利用したYさんのケアプラン例

◉利用限度額（要介護2）

月 197,050 円（1 割の自己負担額の上限：月 19,705 円）

◉ケアプラン例

	月	火	水	木	金	土	日	1日の過ごし方
午前	訪問介護		訪問看護		訪問介護			・起床 ・朝食 ・TV ・昼食 ・読書 ・散歩 ・間食 ・夕食 ・就寝
午後		デイケア		デイケア				
	訪問介護（30分未満）							

◉在宅サービスの利用

デイケア（通所リハビリ）	リハビリ、食事、入浴	2 回／週
訪問介護 （ホームヘルプサービス）	洗面、更衣、食事介助	2 回／週
	就寝前の介護 （排泄、洗面、更衣）	4 日／週
訪問看護（看護師の訪問）	健康管理、服薬確認指導 や健康チェック	1 回／週

◉その他の介護サービス（介護保険内）

【福祉用具の貸与】
・介護ベッド一式（3 モーター電動ベッド、マットレス、スイングアーム
　介助バー、ベッドサイドレールなど）
・歩行器　・車椅子、車椅子用クッション

【福祉用具購入費補助】　　　　　　　　　　　　　　【住宅改修】
・ポータブルトイレ　・シャワーチェア　・浴槽台　　・浴室　・トイレ

◉介護保険外のサービスなど

・配食（昼食のみ）　・家族介護教室

第 1 章　介護の現状と基礎知識　　53

Point 12 介護に役立つ介護保険外の民間・地域サービスの活用

● 介護保険対象外のサービス（有料）

　介護保険外のサービスは実費がかかりますが、暮らしに役立つさまざまな民間サービスや地域サービスが増えてきています。上手に活用することで、介護の負担軽減やその人らしい暮らしの実現につながります。また、働きながら支える人をサポートします。

　相談や問い合わせの多いサービスを紹介しましょう。

●緊急通報サービス

　入浴中の異変や転倒、突然の体調不良など、いざというときにボタンを押すと、緊急連絡先に通報できます。屋内用と屋外用があります。

心臓の持病があり、入浴中に発作が起きたらと不安。

何か起こったときに駆けつけられなくて心配。

●見守りサービス（通信システム）

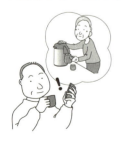

　日常の生活状況をさりげなく確認するサービスで、電気ポットやガス、テレビなどの利用状況をメールで知らせてくれます。

　家電センサー型、カメラ設置型、訪問安否確認型、電話コミュニケーション型など、さまざまなタイプがあります。

介護に役立つ介護保険外の民間・地域サービスの活用 Point 12

突然倒れて誰にも連絡できない状態になるのは不安。

毎日訪問できないけれど、動きがあれば携帯メールで連絡をしてくれるので、暮らしの様子がわかり安心。

● 食事の宅配サービス

栄養バランスを考えた高齢者向けの食事（弁当や食材）を、定期的に自宅に届けるサービスです。食事の内容、料金、保存状態（冷凍、冷蔵、常温）などはさまざまで、安否確認を兼ねている事業者もあります。

毎日の食事作りが大変。治療食を毎日作るのはなかなか難しい。

離れて暮らしているので、最近きちんと食べているのか心配。

● 家事支援サービス

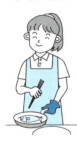
家事や清掃のプロが自宅を訪問し、暮らしをサポートしてくれます。介護保険の枠にとらわれないサービスで、介護者側の支援となる家事代行サービス、話し相手、付き添いサービスなどを提供します。単発や定期利用など、利用目的にあわせて事業者※を選び活用します。

買い物に出かけたいけれど一人では心配で行けない。

離れて暮らす母の入院中の付き添いや買い物同行を、信頼できる人にお願いしたい。

※ 参考　ダスキンライフケア https://lifecare.duskin.jp/
　　　　ニチイライフ http://www.nichiiweb.jp/kaji/
　　　　パソナライフケア　https://www.pasona-lc.co.jp/
　　　　公益社団法人 日本看護家政紹介事業協会 http://kanka.or.jp/　など

● 理美容サービス

美容師や理容師が、外出が困難な高齢者宅や施設、病院を訪問し、ヘアカットやメイクアップなど理美容サービスを行います。

いつまでも若々しくきれいでいたい。

理美容サービスを受けると気持ちまで若返るようで、生き生きしている。

● 運動・フィットネス・リハビリ

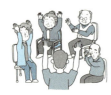

ロコモティブシンドローム予防や認知症予防(コグニサイズ)を目的とした、高齢者向けの運動スクールです。高齢でも安心して受けられるよう、教育を受けたインストラクターが対応します。

最近足腰が弱ってきて外出も運動もおっくう。

運動を習慣にしていつまでも元気でいてほしい。

● 外出支援／ケアタクシー・トラベルサポート・福祉車両※

ケアタクシーでは、介護などの専門スキルを身に付けたタクシードライバーが、病院の付き添いや買い物、墓参り、観光などをサポートしてくれます。

介護技術と旅の知識を備えたトラベルヘルパーなどが同行する介護旅行サービスは、介護や障害があっても安心して外出できるよう支援してくれます。オーダーメイド型や企画ツアー型があります。

※ 福祉車両については第3章も参照のこと(参照 p.139・164)。

介護に役立つ介護保険外の民間・地域サービスの活用 Point 12

●オーダーメイド型訪問看護

訪問看護師が自宅を訪問し、自宅療養をサポートします。一時帰宅や在宅での看取り、死への準備教育、遺族の心のケアなど、保険外のサービス範囲まで専属の訪問看護師がオーダーメイドで対応します。

保険外サービスの情報収集

紹介したさまざまな介護保険外サービスは、社会福祉協議会、シルバー人材センター、民間企業、地域のNPOやボランティアなどが提供しています。市区町村が費用の一部を補助してくれる場合もあります。保険外の情報はケアマネジャーが持ち合わせていない場合もありますが、まずは本当に必要か、担当のケアマネジャーに相談しましょう。そして、お住まいの地域の地域包括支援センターで情報収集をします。

並行して、日頃から勤め先の介護セミナーに参加する、介護やシニアライフ関連の情報サイトをチェックするなど、アンテナを張っておくことも大切です。

> one point
>
> たとえ介護が必要になったとしても、生き甲斐を探したり、夢を叶えたり、自分らしい暮らし作りを諦めたくないですね。
> そのためにも、必要なタイミングでニーズに合った情報を、親の身になって提供できれば、子世代の情報支援が活きてきます。

第1章 介護の現状と基礎知識 57

Point 13 介護に必要な費用

主な高齢者支援サービスの費用

高齢者を支援する主なサービスは大きく分けて4種類あります。介護保険で利用できるサービス内容は限定されているため、組み合わせての利用が望まれます。それぞれの特徴と費用、利用方法などをまとめて紹介しましょう。

●介護保険制度下の介護サービス

ケアプランに基づいて介護サービスを利用したら、それぞれの所得に応じて1割から3割の自己負担費用を支払います。介護サービスの種類ごとに、要介護度などに応じた介護報酬（サービス費用）が定められています。区分支給限度基準額（参照 p.39）を超えた場合、超過分は全額自己負担となります。

在宅サービス利用にかかる費用 訪問系サービス／要介護1以上

在宅サービス		時間または回数	金額	利用者の自己負担（1回）		
				1割	2割	3割
訪問介護	身体介護中心	30～60分未満	3,950円	395円	790円	1,185円
	生活援助中心	45分以上	2,240円	224円	448円	672円
	通院等乗降介助	1回	980円	98円	196円	294円
訪問看護		1回	4,690円	469円	938円	1,407円
訪問リハビリ		1回	2,920円	292円	584円	876円
訪問入浴		1回	12,560円	1,256円	2,512円	3,768円

介護に必要な費用 Point 13

自分の親が何割の支払いとなるのかは、要介護認定者全員に発行される「介護保険負担割合証※」で確認してください。

※ 適応期間は8月～翌年7月で毎年交付される。介護サービスを受けるときにサービス提供事業者へ提示する。

one point
介護にかける費用は人それぞれの状況により異なりますが、公益財団法人 生命保険文化センターの平成30年度「生命保険に関する全国実態調査」では、月々の費用は平均7.8万円、住宅改修や福祉用具購入などにかかった一時費用は平均69万円、介護期間は平均4年7か月となっています。

●介護予防・日常生活支援総合事業（総合事業）

要支援1・2、自立と認定された人が利用できる介護予防・生活支援サービスの費用は、居住する市区町村ごとに決められています。

総合事業利用にかかる費用 ※訪問型サービス・通所型サービス／要支援1・2

サービス	要介護度	回数	利用者の自己負担（1か月）		
			1割	2割	3割
予防訪問型サービス	要支援1・2	週1回利用	1,332円	2,663円	3,995円
	要支援1・2	週2回利用	2,662円	5,324円	7,986円
	要支援2	週2回を超える利用	4,223円	8,445円	12,668円
予防通所型サービス	要支援1・2	1回5時間以上週1回利用	1,796円	3,591円	5,386円
	要支援2	週2回利用	3,681円	7,362円	11,043円

※ 平成30年10月施行の板橋区の例。

●市区町村の高齢福祉サービス

それぞれの市区町村で、緊急通報サービスや家事支援などさまざまな高齢者向け福祉サービスを提供しています。種類や金額などは地域により異なり、費用は無料または低額となります。ただし、年齢制限や単身世帯のみ、持病の有無など、利用には条件があります。

第1章 介護の現状と基礎知識

介護保険外のサービスとしてどんなサービスがあるのか、事前に確認しておくとよいでしょう。

例

サービス	利用の条件	費用の目安
緊急通報システム	65歳以上の一人暮らし・高齢者世帯で、慢性疾患があるなど日常生活に常に注意を要する状態にある人（要支援・要介護者を含む）	月450円、無料など
あんしんコール	65歳以上の一人暮らし・高齢者世帯の人（要介護1〜5の認定を受けていない人）	月1,100円など
暮らしの困りごとサポート	65歳以上の一人暮らし・高齢者世帯の人（要介護1〜5の認定を受けていない人）	1回200円など
入退院時サポート	会員制	1時間800円、48時間以上は自己負担など（社会福祉協議会）

● 民間介護サービス

介護保険外の民間サービスの種類や費用は、企業ごとにさまざまに工夫されています。一般に介護保険内のサービスに比べ利用料は高額です。

例

サービス	費用の目安	備考
家事支援	1時間2,500〜3,500円程度	介護保険では224円（1割負担の場合）。
緊急通報システム	初期費用が数万円、毎月のコストが5,000〜6,000円、駆けつけ費用や安否見守りサービスは別途費用	民間の警備会社などが提供。市区町村によるサービスとの比較検討を。

● 社会福祉協議会・NPO・ボランティア

地域のNPOやボランティア団体が提供するのは、家事支援、移動サービス、見守りサービス、傾聴の会、交流サロンなど、その地域の実状にあわせたきめ細かなサービスです。

介護に必要な費用 Point 13

費用や申し込み方法はそれぞれ異なりますので、ケアマネジャーや地域包括支援センター、社会福祉協議会に直接問い合わせてください。互助制度をとっている団体もあります。

要介護度別の介護費用の例

介護にかかる費用の一例を紹介しましょう。在宅介護には、要介護度に応じた介護サービス費用がかかります。必要に応じて介護保険外サービスを利用した場合は、別途費用がかかります（自費）。

Cさん・女性（76歳） ※介護保険のサービスのみ

昨年夫の介護を終え、住み慣れた街で一人暮らし。
骨粗鬆症があり足腰が弱く、歩行が不安定。転倒して大腿骨を骨折し、手術後に自宅へ戻る。

- 利用サービス
  - 通所介護　　　　　　　　　　　　　　8回／月
  - 訪問介護／生活援助（調理・掃除）　　8回／月
  - 身体介護（入浴）　　　　　　　　　　8回／月

⬇Cさん（要介護2）の介護サービス利用料・自己負担額／月

サービス	回数／月	月額利用料	自己負担額（1割の場合）
通所介護（デイサービス）	8回（7時間以上8時間未満）	61,200円	6,120円
訪問介護／生活援助	8回（45分未満）	14,560円	1,456円
訪問介護／身体介護	8回（60分未満）	31,600円	3,160円
合計		107,360円	10,736円

Cさんの月額利用合計金額　　107,360円
自己負担額総額（1割の場合）　10,736円
要介護2の支給限度基準額：　　197,050円

第1章　介護の現状と基礎知識

Kさん・男性（84歳） ※介護保険のサービスと保険外サービスの組み合わせ

妻と二人暮らし。
脊柱管狭窄症・アルツハイマー型認知症。転倒をきっかけに歩行障害が進行。生活全般に見守りや介護が必要。

- 利用サービス
  - 訪問介護（身体介護）　32回／月
  - 訪問看護　4回／月
  - 訪問リハビリ　8回／月
  - 訪問入浴　4回／月

⬇ Kさん（要介護4）の介護サービス利用料・自己負担額／月

サービス	回数／月	月額利用料	自己負担額（2割の場合）
訪問介護（身体介護）	32回（60分未満）	126,400円	25,280円
訪問看護（健康管理など）	4回（30分以上60分未満）	32,760円	6,552円
訪問リハビリ	8回	23,360円	4,672円
訪問入浴	4回	50,240円	10,048円
ショートステイ（ユニット型個室）	6日/月	55,980円	11,196円
福祉用具貸与		20,000円	4,000円
合計		308,740円	61,748円

Kさんの月額利用合計金額　308,740円
自己負担額総額（2割の場合）　61,748円※　…(1)
要介護4の支給限度基準額：　309,380円

※高額介護サービス費の利用により、「61,748円－44,400円＝17,348円」が払い戻される。詳しくは64ページを参照。

介護に必要な費用 Point 13

◐ その他の月額費用／介護保険外（自費）

内容	自己負担額
介護保険外サービス／配食サービス　24回	800円×24＝19,200円　…（2）
交通費、医療費、雑費（おむつ代）など	30,000円　…（3）

◐ 初期にかかった費用

サービス	内容	初期費用	自己負担額（2割の場合）
福祉用具購入費	シャワーチェア	10,000円	2,000円
	ポータブルトイレ	60,000円	12,000円
住宅改修費	段差解消／手すり設置	180,000円	36,000円
合計		250,000円	50,000円 …（4）

● 自己負担額の総額（自己負担が2割の場合）
月額費用　（1）＋（2）＋（3）＝110,948円 …（5）
初期の費用（4）＋（5）　　　＝160,948円

one point　40〜64歳の人や住民税が非課税の人は、所得に関わらず自己負担は1割です。
デイサービスを利用した場合の日常生活費、食費、ショートステイを利用した場合の日常生活費、食費、滞在費などは、別途自己負担となります。

利用者負担の軽減制度の活用

●高額介護サービス費

　前述の例のKさんは、住んでいる市区町村に申請をすることにより、1か月の一定額（負担上限額）を超過した分が、「高額介護サービス費」として払い戻されます。

　負担の上限額（月額）は、現役並み所得の人は44,400円（世帯）、世帯の中のだれかが市区町村民税を課税されている場合は44,400円、市区町村民税非課税世帯は24,600円、生活保護を受給している人は15,000円です。ただし、福祉用具の購入費や住宅改修費、有料老人ホームなどの入居一時金などは、支給対象になりません。

　Kさんの場合は1か月の自己負担額が61,748円と、負担上限額（44,400円）を上回っているので、その差額の17,348円が申請により払い戻されます（Kさんが現役並み所得の場合）。

●高額医療・高額介護合算療養費制度

　さらに、介護保険と医療保険の1年間（前年の8月から7月まで）の自己負担の合計が高額となったときは、「高額医療・高額介護合算療養費制度」を利用することができます。

> **one point**　おむつ代は医療費控除の対象となる場合があります。医師が発行する「おむつ使用証明書」と、支払ったおむつ代の領収書などが必要です。お住まいの市区町村の介護保険課などに確認してください。

Point 14 地域密着型サービスの特徴と費用

小規模多機能型居宅介護

2006（平成18）年に創設された「小規模多機能型居宅介護」というサービスをご存知でしょうか。

「通い（デイサービス）」を中心に、利用する人の状況に応じて、「訪問（訪問介護）」や「短期間の宿泊（ショートステイ）」を組み合わせ、ひとつの事業者から多機能なサービスを受けることができます（参照 p.43）。地域の特性に応じて市区町村が整備しているサービスで、高齢者が住み慣れた地域で安心して暮らせるよう、市区町村内居住者を対象としています。

このサービスを自宅で生活しながら利用し、施設への入所を遅らせることができている人もいます。働きながら介護する人の強い味方でもあります。このサービスを利用した場合は、各サービスごとではなくまとめての費用となります。

◎1か月の利用者負担の目安（自己負担1割の場合）

要支援1	3,418 円
要支援2	6,908 円
要介護1	10,364 円
要介護2	15,232 円
要介護3	22,157 円
要介護4	24,454 円
要介護5	26,964 円

第1章　介護の現状と基礎知識　●　65

食費、日常生活費、居住費などは別途必要となります。サービスの利用内容によって、さまざまな加算があります。同じ事業所のケアマネジャーが担当になりますので、サービス内容や費用の詳細を確認してください。

🌙 夜間対応型訪問介護

夜間に排泄介護や体位変換に来てもらいたい。そんな希望に応えるのが、「夜間対応型訪問介護」で、主として夜間（22時〜6時）の訪問介護を行います。

夜間の費用はどのくらいかかるのか気になるところですので、目安を紹介しておきましょう。

🔽利用者負担の目安（自己負担1割の場合）

サービス	利用者負担の目安
基本介護費	1,013円／月
定期巡回サービス	379円／回
随時訪問サービス	578円／回

🌙 定期巡回・随時対応型訪問介護看護

緊急時の対応を含め、安心して自宅で生活できるよう、日中、夜間を通じて介護と看護を受けたい、という場合には、「定期巡回・随時対応型訪問介護看護」という、要介護1以上の人が利用できる在宅サービスがあります。日中、夜間を通じて定期的な巡回と随時の通報により居宅を訪問し、緊急時の対応や排泄、食事などの日常生活の介護をお願いできるサービスです。

移動の際に立ち上がれなくなり困ってしまったなど、介護中はさまざまなことが起こりますが、緊急時の対応には大変役立つサービスで

す。夜間の排泄介護にも、時間を決めて訪れてくれます。

⊙1か月の利用者負担の目安（自己負担1割の場合）

	訪問介護のみ利用	訪問介護と 訪問看護を利用
要介護1	5,680 円	8,287 円
要介護2	10,138 円	12,946 円
要介護3	16,833 円	19,762 円
要介護4	21,293 円	24,361 円
要介護5	25,752 円	29,512 円

介護のヒント　介護保険内と保険外のサービスの併用

　Iさんは、働きながら近所に暮らす母親を介護しています。同居している父親は元気ですが（自立）、高齢でもあり食事などの生活支援も必要です。

　ところが、介護保険の訪問介護では、同居する自立した家族の食事や身の回りの世話をお願いすることはできません。そこで、担当ケアマネジャーと相談し、介護保険内のデイサービスと訪問介護以外に、保険外のホームヘルプサービス（自費）を活用しています。

　自費の家事支援サービスは2,000〜3,000円／時間と高額ですが、Iさんはお金をどこにかけるかをよく考えて決めています。介護に関わりながら無理はしない。家族としての役割を超えず任せるところは任せる。Iさんが介護しながらも仕事で活躍できるのは、こういったサービス活用のおかげです。

Point 15 働きながらの在宅介護を前向きに考える

❄ 仕事と介護を両立し続けるコツ

仕事と介護との両立は、想像していたよりも難しい事態に直面することが少なくありません。それでもバランスをとりながら両立し続けるためには、次のようなコツをおさえておくとよいでしょう。

●介護が始まる前段階の介護支援期からの準備

介護には、事前に知らないと慌ててしまい、後悔することが多々あります。介護が始まってから慌てるのではなく、介護が始まる前の段階から親の生活をさりげなく観察し、親の意思や考えに関心を寄せ、話し合っておきましょう。また、一度「地域包括支援センター」を訪ね、どんな人がいてどんな情報があるか、確認しておきましょう。

●親の状態の把握とコミュニケーション

親も私たちも年齢を重ねながら生きています。元気だった親も、加齢とともに暮らしのあちらこちらに不便や不安を感じることがでてきます。離れていても電話する、話を聴く、定期的に顔を見にいく、共に出かけるなど、コミュニケーションをとることを心がけ、親や家族の様子に関心・理解を寄せましょう。

●介護導入（初動）期の情報収集を大切に

いざ介護が必要となったら、さまざまな情報や知識をもとに行動することになりますが、慌てず恐れず、介護と向き合ってください。そのためにも地域包括支援センターや職場の相談窓口に相談しましょう。

働きながらの在宅介護を前向きに考える **Point 15**

　これまで紹介した地域情報や介護に関する知識などについて、正しく学び、知識を得て、介護導入（初動）期にどう行動するかが、その後の仕事と介護の両立に大きく影響します。

●一人で抱え込まない体制作り ➡ チームで支える意識

　介護は家族のみならずケアマネジャーや介護・医療の専門職と、連携しながらチームで支えることをイメージしてください。地域や職場の力も借りながら、体制を作りましょう。

●介護 = 身体ケアではない

　介護と聞くと、排泄や食事など直接行う介助をイメージする人も多いですが、身体介護や家事援助はサービス事業者と契約し、専門家に任せることができる時代です。もちろん、家族が担う部分もありますが、すべての身体介護を行うことが、ベストな介護ではありません。

●家族や頼れる他人、介護サービス、相談窓口を活用

　仕事をしながら介護している人は、親の暮らす市区町村のサービスと職場の制度、各々の相談窓口を活用しています。子世代の担う役割を明確にするためにも、頼れる専門家と両輪で支える方法を検討し、家族のニーズに合ったサービスや制度を前向きに活用しましょう。

●介護を支える経済的な基盤の整備

　介護にはお金も必要です。親を思う気持ちだけで介護はできません。資産状況に合わせ、我が家の介護がどのようなカタチをとることができるのか、元気なうちからおおよそのマネープランニングをしておくとよいでしょう。子世代の離職で支えるのではなく、必要なサービス、商品には前向きにお金をかけることが大切です。

第 1 章　　介護の現状と基礎知識　・　**69**

親のケアプランのために、子世代は介護にかかる費用についても情報を提供してください。

●**介護一色にしない ➡ 自分自身の体調管理を怠らない**

　介護は何年続くのかわからず、先が見えません。その見えない期間中、自分の暮らしと仕事との両立が求められます。家族が困っているときは、自分ができることで助け合いたいものですね。仕事や趣味、活動のバランスをとり、諦めることもでてくるかもしれません。ただ、大切なのは暮らしを介護一色にしないことです。

　生活のすべてが、家族のため、介護のためとならないよう意識し工夫してみてください。そのためには、家族以外の誰かに相談し、第三者の風を入れることも大切です。家族を想う愛情は大切ですが、愛情だけで介護はできません。

　介護中は、支える側も体調管理が難しくなります。忙しく、不安や緊張を抱えた日が何日も続きます。昼夜逆転しがちな高齢者の介護では、家族の介護で夜間不眠になり体調不良だという人もいます。最後にあるのはお別れなので、精神的にも辛いですね。辛い状況下では、家族間でトラブルが生じることもあるでしょう。

　だからこそ、自分自身の休養や癒しを大切にしましょう。本音で話のできる場所を作り、自分の辛さや頑張りも吐き出しましょう。自分なりのストレス発散方法は何ですか？　小さな喜びやリラックスを、自分自身に与えてあげてください。

one point　どんな人も100%はできません。仕事も介護も少しスピードを落とし、60%程度でいきましょう。心の窓を開いて風を入れてください。明日への活力が生まれ、次に進むことができます。

働きながらの在宅介護を前向きに考える **Point 15**

column 親とのコミュニケーション〔書くこと〕

　親とのコミュニケーション、皆さんはどんな方法でとりますか？　近年は終活産業が盛んとなり、エンディングノートや老い支度ノートなど、さまざまなノートに覚書を残しておくことも勧められています。

　「エンディングノート」は、自分自身の状況や希望、伝えたいことを、家族や大切な人に残すノートです。自分の歴史が記されるとともに、「医療・介護」「延命治療」「財産」「遺言・相続」「葬儀」「家族」「友人」などの項目を記録しておくことで、自分の意思を伝えられない状態になったときや死後にも、家族の迷いや負担を減らすことができます。

　エンディングノートは発売元によって、項目の違いや分量の違いもありますので、自分にあったものを選ぶことがポイントです。入院や介護などの状態になる前に、書いておくことが望ましいでしょう。

　法的な効力はありませんので、一度書いても何度でも見直すことができます。40代や50代など若い世代でも、周囲の人を看取った経験からエンディングノートを書いている人もいます。書くのは自分自身ですが、親と子、家族をつなぐ大切なノートとなるでしょう。

（本出桂子『そのまま書ける！パソコンでも使える！明日のための「マイ・エンディングノート」』技術評論社, 2011年.）

第1章　介護の現状と基礎知識　71

「親ブック」は、知っているようで案外知らない親のことをまとめることで、親と子のコミュニケーションを深める機会を応援してくれるノートです。親が書くのではなく、子供や介護にあたる人が親と話しながら書いていくスタイル。開発者のケアポット株式会社 髙橋佳子氏は、自分自身の親の介護の経験から、この親ブックを開発しました。

「くらし」「自分史」「旅行」「食」「カルチャー」「ワードローブ」の6つのテーマが設けられており、書きやすいところから書き込めます。親の日常生活や健康状態の把握なども、楽しみながら行うことができます。思い出の写真を貼ってアルバムとして残すこともでき、親の大切にしていることや、好み、思い出を理解することにもつながります。

楽しさや思いやりの気持ち溢れるノートを、コミュニケーションのきっかけに書くことから始めてみるのはいかがでしょうか。

また、「私の生き方連絡ノート」は、終末期の治療方法や生活環境の希望をノートに書き溜めることができます。延命治療について問われても、具体的に何を確認しておけばよいのかわからない人が多いと思います。開発者は「自分らしい生き死にを考える会」代表の渡辺敏江医師です。

「大切にしたいことは何ですか?」などという質問の回答を選択しながら、終末期に必要な選択肢が何であるかを学ぶことができます。終末期は特に、兄弟間で意見が食い違い、最後まで悔いが残るような場面があります。

"書く"ことは、私たちの暮らし、介護のある暮らしを応援してくれます。さまざまな体験から生まれたノートを活用して、皆さんの暮らしに役立ててみてくださいね。

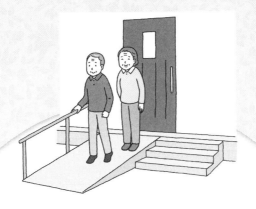

第2章
介護と住環境

　働きながら親の介護を行う多くの人が、親の住まいの問題に直面し、相談に訪れています。住まい方が多様化している現代。高齢、要介護といったステージでの住まいに関する情報収集や判断・選択のためには、子世代のサポートが必要となります。
　この章では、在宅の住環境の整え方、高齢期に活用できる施設や集合住宅と探し方のコツを紹介します。

高齢期の住まいを考えよう

　住まいは私たちの暮らしを支える基盤。いつまでも自分らしい住まいで元気に暮らしたいものです。
　ところが、高齢期には心身の状態、家族構成、経済状況、ライフスタイルの変化に伴って住環境を見直すことが必要となります。

🔽 **住まいの選択肢**

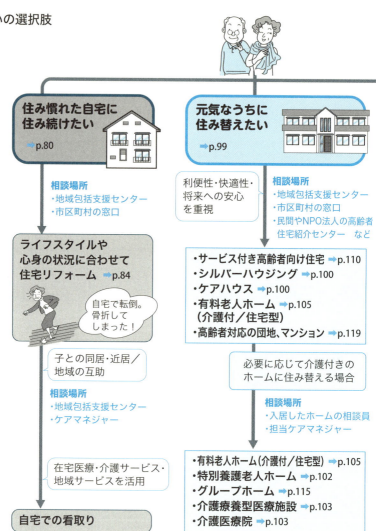

在宅なのか、施設なのか。住み続けるのか、住み替えるのか。高齢者向け施設や住宅での暮らしとは？

本人の希望や要介護度によって、住まいや住まい方がどう変化するのかイメージしてみましょう。

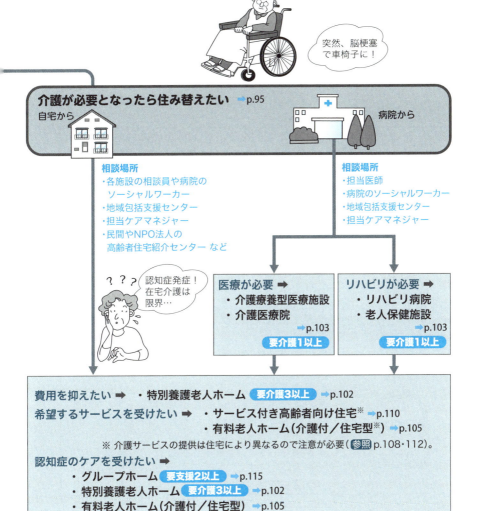

第 2 章　介護と住環境

Point 16 住環境を考えるうえで大切なこと

住まいや住まい方への関心

私たちの心身やライフスタイルは変化しています。また、同じように住まいも老朽化しています。高齢期の暮らしの中で住まいや住まい方に関して聞こえてくるのはこんな声です。

年代ごとの不安

40〜50代	・離れて暮らす親が心配。しかし親自身は、思い出の詰まった家で、自分らしく最後まで暮らし続けたいと思っているようだ。 ・病院から退院した際、自宅以外の住まいにはどんなものがあるの？ ・親や家族の介護が始まった。浴室、トイレ、玄関など、これまでの自宅では介護する人もされる人も大変。
70代	・住み慣れた自宅や地域がいつのまにか不便になり不安。通院先や買い物先までの距離や段差、階段などが大変。 ・夫婦二人での生活に大きな家はあわなくなってきた。 ・老朽化した住宅の維持・修繕には費用もかかる。
80代	・何か起こったときに誰にも発見されなかったらと思うと不安。 ・昔のように病院には長くいられないが、施設にはなかなか入れない。いったい将来はどこで誰と暮らすのだろう。 ・一人暮らしまたは夫婦二人だけで、支援してくれる人はいない。今後の生活に不安を感じる。 ・引っ越しするのは負担。

住環境を考えるうえで大切なこと **Point 16**

　高齢期の生活の場は、施設や高齢者向けの住宅、有料老人ホームなど、10種類以上にも及びます。住まいや住まい方が多様化した現代は、早い段階から高齢期の住まいへの関心を持ち、情報収集しながら備えることをお勧めします。

高齢期の住まいの選び方

　高齢者向けの施設や住宅の改修など、住まいを選択する際に大切なポイントをまとめてみましょう。

●心身の状態

　選択の際にポイントとなるのは、入居する人の心身の状態です。自立して生活ができるのか、介護が必要なのか、医療が必要なのか。施設や高齢者向け住宅には入居条件が設けられているので、介護保険の要介護の認定を受けていないと入居できない施設や、逆に要介護状態では入居できない住宅などがあります。

　高齢者向けの施設や住宅を検討する際には、まず入居する人の心身の状態を確認することで、選択肢が整理されます。

●介護力

　介護力を考えてみましょう。介護する人はいますか？　その人の健康状態、介護にかけられる時間の状況はいかがですか？

　介護する人が不在、虚弱、または遠距離である場合には、介護が必要となったときに備えて、介護体制を整える準備がより必要となります。いざというときに備えて、早い段階から親、子世代、兄弟などで、各地域の施設の種類、費用、住所地などの情報を得ておきましょう。

第2章　介護と住環境　●　77

●地域性

次に地域性を読み取ることです。高齢者向けの施設、住宅は、地域により数も質も異なります。住んでいる地域の情報を得ることにより、ある程度の介護の方向性が見えてきます。

たとえば、都心部では数や種類が多く選択が難しい、地方では高齢者向け施設や住宅の数が少ないので在宅での工夫を優先して検討する、または子世代の住む地域への呼び寄せを検討するなどです。

地域包括支援センターや市区町村の窓口などで地域の社会資源を調べ、親が居住する街の「高齢者向け施設・住宅マップ」を描いておくことをお勧めします。

●現在の住環境

現在の住まいの住環境はいかがですか？　介護が必要となったとき、移動、排泄、入浴、食事、睡眠などはスムーズに行えますか？

玄関、浴室、トイレの段差や廊下幅、自宅から道路までの動線、また地域のバリア（坂や階段、段差）、交通インフラの整備なども高齢者の視点でチェックしてみましょう。

車椅子や歩行器など、福祉用具を活用する状態となったときに、我が家はどこまで住宅改修ができるのかを、知っておくことも大切です。難しい場合にはどんな方法がとれるのか、住み慣れた住まいと街を見直しておくことをお勧めします。

●費用

最も肝心なのは費用です。高齢者向け施設や住宅は在宅での介護よりも費用がかかります。入居の際にまとまった費用がかかるホームもあり、月額費用は10万円を超える施設や住宅が大半です。

介護や住環境にどれだけの費用を充てられるのか、高齢期の暮らし

住環境を考えるうえで大切なこと Point 16

を総合的にマネジメントして前向きに備えましょう。

one point
施設や住まい選びでの相談は年々増えています。大切なのは、心身の状態、地域の社会資源、介護力、住環境、費用などを総合的にマネジメントすることです。もちろん、住み慣れた我が家で最後まで暮らすことは、誰にとっても自分らしくいられる場所として幸せのひとつでしょう。そのためにも在宅の住環境を整えながら、高齢者向け施設や住宅についても正しく理解し、早めのプランと心構えで備えましょう。

由里子流！疲れた自分への処方箋①

●季節の花を飾る

　忙しいときでも季節の花を一輪、部屋に飾ります。花が好きな母の影響による習慣かもしれません。

　花は何も言わずに懸命に生きています。目には見えない耳には聴こえないけれど、懸命に生きる花の姿から強いパワーを感じます。目覚めたとき、帰宅した夜、花の中から今はいない父からの、故郷で一人暮らす母からの、頑張っている友人たちからの、花の精からのエールが聴こえてきます。

　職場のデスクには、緑の植物を置き水をあげます。植物も私も懸命に生きています。

第2章　介護と住環境　79

Point 17 住み慣れた自宅を整え介護しやすい／されやすい空間へ（住環境整備）

専門家に相談して住環境を整えよう

　たとえ介護が必要となっても、長年住み続けた地域や我が家にて暮らし続ける。素敵なことですね。そのためにも生活の場を、介護しやすい／されやすい環境に整えましょう。住環境を暮らす人のニーズに合わせて整えることは、介護のコツのひとつです。

　自宅の環境を整える際には、事前に専門家に相談することがポイントです。入院先から退院し、突然在宅介護が発生するのは、お困り度が高く相談が多いステージです。今までと同じように暮らせない、自宅の浴槽に入れない、トイレで転倒、介助できるスペースがないなど、さまざまな問題に対し現在および将来に向けての問題解決方法を探ります。

　入院している場合、現在は医療、介護、リハビリなど、さまざまな職種が連携して自宅に帰るための退院支援マネジメントが行われ始めています。医療機関とケアマネジャーとの情報共有も推進され始めています。医療機関で退院前家屋調査などを行ってくれる場合もあります。

　一人で悩まずに、まずは退院前に医療機関の専門職に相談しましょう。住環境やサービスの活用など、多職種による総合的なマネジメントにより、変化に対応した住環境を整えることができます。

one point　病院や施設から退院、退所する場合は、それぞれの関係職種（理学療法士やソーシャルワーカー、ケアマネジャー）に退院後の住環境の整え方や生活について相談しましょう。

住み慣れた自宅を整え介護しやすい／されやすい空間へ（住環境整備）

🌐 基本的な整え方

　高齢者の場合、本人から要求や問題が出てこないケースが多くみられます。ところが実際に自宅を訪問すると、物があふれて足の踏み場がなかったり、食事や排泄、外出などの生活動線上の障害となる場所が多々あります。

　長年暮らしている住宅に大きな手を加えるという発想は起こりにくいものですが、加齢による身体機能の変化により、これまで感じなかった不便や危険に遭遇します。高齢期には、住まいを身体に合わせるという視点が必要になります。まずは我が家の住環境を見直してみることから始めましょう。

　子世代は、離れて暮らす親の様子を観察すると共に、住環境、住まいと暮らし、介護する人の状況のチェックを心がけましょう。

●まずは住宅内の整理整頓から

　住宅改修や福祉用具の活用を行う前に、住宅内の整理整頓や不要な物の除去、家具の配置などを検討することが大切です。高齢者の事故のうち、住宅内の事故が約8割を占めています。住み慣れた家を新しい目で見渡して、動作の安全性を確保しましょう。ただし、子世代の一方的な考えで行うのではなく、親と共に確認し、対応を考えましょう。

> **介護のヒント　一緒に行う**
>
> 　Aさんは、車で30分ほど離れて暮らしている、アルツハイマー型認知症の母親をサポートしています。衣替えの季節には母親と共に洋服を整理します。
> 　母親の判断を重視し、母親が判断しかねるもののみ自分（子）が判断・選択して整理することで、母親は自分で選んで衣替えすることができます。自分一人で行うほうが早いけれど、母親の状況に寄り添って、楽しく整理を行うようにしています。

第2章　介護と住環境　●　81

●トイレや浴室洗面所などの水まわりを整え、暮らしに安心感を

「トイレと入浴が大変です」とは、相談者からよく耳にする声です。特にトイレは、1日に何度も通う健康のためにも大切なゾーンです。浴室は転倒や溺死などの大きな事故が起こりやすい場所ですが、清潔を促しリフレッシュ効果の高いゾーンです。

介護が必要になったら、水まわりと寝室までの距離はなるべく短くし、シンプルな動線になるように整えましょう。排泄や入浴の行為がスムーズとなることで、介護する人にとっても介護しやすい安心感のある環境となります。

⬇各ゾーン別の見直し

玄関・廊下

手すりの取り付け

上がりかまちに踏み台を設置

浴室・洗面所

手すりの取り付け　　扉を引き戸・折れ戸に

滑りにくい床材に変更

トイレ

扉を引き戸に

手すりの取り付け

洋式便器に

玄関アプローチ

スロープ・手すりを設置

住み慣れた自宅を整え介護しやすい／されやすい空間へ（住環境整備）

介護のヒント 介護する人もされる人も、居心地のよい空間を

　私の父の介護が始まったとき、具体的には病院から退院するときですが、それまで2階にあった寝室を1階のリビングに変更しました。いつも父がテレビを観たり友人を招いたりと過ごしていたリビングです。

　食堂とリビングを分けていた大きな引き戸は撤去。空間が広くなり人の気配がわかるようになりました。玄関、トイレ、浴室、リビング、台所はコンパクトな空間にまとまり、敷居の1〜2cmの段差にはスロープを設置しバリアフリーに。安心して家族が過ごすことのできる空間が生まれました。

　浴室、洗面所、トイレの住宅改修は、要介護1という介護認定を受けて1年半ほど経過した春に行いました。住宅改修は「行ってよかった」と家族の誰もが感じたことです。

　それ以外にも、植物、香り、音楽の効果はとても大きかったように思います。2週間に一度の帰省の際、私は両親の好きな音楽と、アロマテラピーの精油を持って行くことが多くありました。花の好きな母は、介護中も花や緑の植物を、家の中や庭に絶やすことはなく、家の中は爽やかな香りで包まれていました。

　父だけでなく、介護者の母、そしてケアに来てくれた看護師や介護士、理学療法士などの皆さんが、「ここに来ると落ち着きます」と明るい表情に。その空間で、若いスタッフの皆さんが次々と母に自分自身の家族や仕事の相談をしている姿も、とても印象的でした。父もその様子を静かに見守っていたようです。

第2章　介護と住環境

Point 18 介護に役立つ住宅改修（リフォーム）

住宅改修の基礎知識（介護保険制度）

自宅での介護が必要になったら、安全・安心で快適な介護環境を整えましょう。住宅を整えることで、自立して行動できる範囲も広がります。

介護保険の対象となる、在宅で生活するために必要な住宅改修（新築・増築は除く）の利用限度額は、1人20万円[※1]です。20万円の利用限度額を超えた分は、全額自費になります。

改修工事完了後に工事費用の全額を支払ったあと、市区町村に申請すると、利用限度額内で費用の9割から7割が支給[※2]されます。引っ越しや要介護度が3段階以上あがった場合は、再度支給が受けられます。

ただし、利用できるのは要支援・要介護の認定者です。

※1 限度額内であれば、複数回に分けての利用が可能。
※2 市区町村に登録された事業所で住宅改修を行う場合は、最初から1割または2割、3割の負担で済む場合もある。

one point

専門家に相談を
改修する前に、まずは担当のケアマネジャーや地域包括支援センター、市区町村の窓口に相談しましょう。住宅改修の目的は、生活の場の安心・安全、自立支援、その人らしい暮らしの実現です。建築、介護、医療などの専門知識が必要です。

介護に役立つ住宅改修（リフォーム） Point 18

◎ 支給対象となる住宅改修

住宅改修の種類	・手すり設置（廊下、階段、浴室など） ・スロープ設置などの段差解消 ・滑り防止のための床材変更 ・引き戸などへの扉の取り換え ・洋式便器などへの便器の取り換え ・その他（上記の住宅改修に付帯して必要となる住宅改修）

◎ 必要な書類

改修工事前の申請	・支給申請書 ・住宅改修理由書（ケアマネジャーなどが記入） ・工事費見積書
改修工事後の申請	・領収書 ・工事費内訳書 ・改修前と改修後の写真

◎ 住宅改修の利用手順

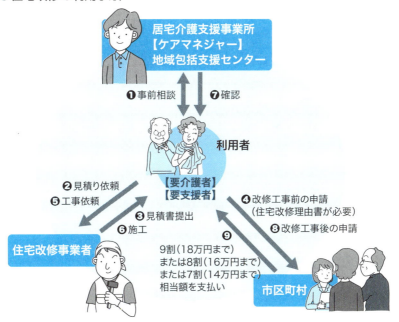

第2章　介護と住環境

● 介護保険以外の公的な援助も上手に活用

　介護保険以外にも、住んでいる自治体や社会福祉協議会などで、在宅で安全な生活が続けられるとともに、介護する人の負担を軽減することを目的として、住宅リフォームのための助成や融資を受けられる場合があります。ケアマネジャーや地域包括支援センター、住んでいる市区町村の担当の課や社会福祉協議会に事前に確認しておくとよいでしょう。

> ◉介護保険の住宅改修費以外の住宅リフォームに関わる制度
> ・高齢者住宅改造費助成（市区町村）
> ・高齢者住宅設備改修費助成（市区町村）
> ・生活福祉資金貸付制度（社会福祉協議会）　など

> **由里子流! 疲れた自分への処方箋②**
> ◉静かに呼吸を整える
> 　6年間の遠距離介護中、私自身も仕事と介護で毎日が無我夢中でした。残念ながら諦めた活動もありました。それでも辞めずに継続したことは、ヨーガクラスに通うこと。
> 　ヨーガでは、鼻から息を吸い鼻から息を吐きます。吐く息は吸う息の2倍の長さです。いつの間にか浅くなっている自分の呼吸に気が付いたら、呼吸に意識を向けます。深い呼吸ができると、心は次第に空となり、広い宇宙でただ一人、何者でもない自分を感じるのです。「これでいいね」とありのままを受け入れ、自分自身に優しくなっています。静かに呼吸を整えることで、ニュートラルな自分になることができます。

Point 19 介護に役立つ福祉用具

福祉用具の活用

住環境を整える手段は住宅リフォームだけではありません。住環境整備は、住宅リフォーム（ハード）、福祉用具（モノ）、介護サービス（ヒト）という3つの視点から総合的に行うことにより、暮らしやすい環境となります。

福祉用具は、介護を必要とする人の自立を支援し、介護する人の負担を軽減します。福祉用具を上手に活用することで、大掛かりな住宅リフォームを行わずに済む場合もあります。専門家に相談しながら上手に活用しましょう。

介護保険の対象となる福祉用具は、貸与（レンタル）できるものと購入費の支給を受けられるものがあります。

福祉用具貸与（レンタル）

介護保険で利用できる福祉用具レンタルは13種目で、指定事業者からレンタルできます。貸与（レンタル）料金の1割から3割が自己負担となります。

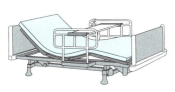
◎電動介護用ベッド

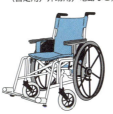
◎車椅子
（自走用／介助用／電動など）

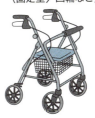
◎歩行器
（固定型／四輪など）

⬇️貸与の対象となる福祉用具(13種目)

1	車椅子	要介護2以上	自走式、介助用、電動など
2	車椅子付属品	要介護2以上	クッション、電動補助装置など
3	特殊寝台 (介護用ベッド)	要介護2以上	電動で背の角度や高さを調整できるものなど
4	特殊寝台 付属品	要介護2以上	サイドテーブル、マットレス、ベッド用手すりなど、特殊寝台に付属して機能するもの
5	床ずれ防止 用具	要介護2以上	体圧分散マットレス、エアマットレス、クッションなど
6	体位変換器	要介護2以上	空気パッドなどを身体の下に入れ、体位変換を行えるもの
7	手すり	―	設置式のもの。転倒予防や車椅子への移乗をサポートするもの
8	スロープ	―	車椅子での移動のため、屋外・屋内の段差を解消するために設置するもの
9	歩行器	―	四脚フレーム構造の歩行補助器具など
10	歩行補助杖	―	多点杖や松葉杖など
11	認知症高齢者 徘徊感知機器	要介護2以上	発信機を通じて離れた場所の受信機に通知するものなど
12	移動用リフト (つり具を除く)	要介護2以上	入浴用リフト、階段移動用リフトなど
13	自動排泄 処理装置	要介護4以上	排便、排尿を感知すると、吸引、洗浄、乾燥まで自動で行うもの

福祉用具購入費支給

　福祉用具購入費支給の対象となるものは、排泄や入浴など身体に直接触れる用具です。指定事業者から購入します。

　購入費の1割から3割が、自己負担となります。利用限度額の上限は、1年間(4月から翌年3月)で10万円です。

介護に役立つ福祉用具　Point 19

⬇️購入の対象となる福祉用具（5種目）

1	ポータブルトイレ（腰掛便座）	トイレまでの移動が困難な場合などに使用する、便座、バケツなどからなる移動可能な便器
2	自動排泄処理装置の交換可能部品	レシーバー（受け口）など
3	入浴補助用具	入浴用椅子、浴槽用手すり、浴槽内椅子など
4	簡易浴槽	浴室までの移動が困難な場合などに使用する空気式などの浴槽
5	移動用リフトのつり具	移動用リフトに連結して使用するもの

⬇️ポータブルトイレ 　⬇️入浴用椅子

one point　福祉用具購入費は、指定事業者から用具を購入して利用者が費用の全額を支払い、後日領収書など必要書類を添えて市区町村に申請すると、9割または8割、7割が払い戻されます。購入の際には要介護認定を受けていることを伝え、必ず領収書をもらいましょう。市区町村によっては、最初から1割または2割、3割で購入できる場合もあります。

福祉用具を利用する際に気をつけること

　福祉用具は誤った使い方をすると、ケガや思わぬ事故を起こしたり、自立を妨げたりすることがあります。

　介護保険を利用した福祉用具の購入や貸与は、その福祉用具が本当に必要か、住環境や利用者の状態に合っているかを、利用前に担当のケアマネジャーと相談しながら決めましょう。福祉用具貸与・販売事業所では、福祉用具専門相談員がいるか訪ねて相談・選択しましょう。

　また、車椅子や杖、ベッドなど毎日目にする福祉用具は、機能のみ

ならずデザインも大切です。用具を選ぶ際には、機能、デザイン、安全性、住環境とのマッチングなどから選択しましょう。介護する側も利用方法を正しく理解していることが大切です。福祉用具専門相談員やケアマネジャーに遠慮せずに確認しましょう。

介護のヒント

住宅改修（リフォーム）と福祉用具を活用した入浴環境の整え方

⬇ 例 浴槽への出入りが困難な場合

対策	内容
住宅改修(リフォーム)	【介護保険】手すりの取り付け／床のかさ上げ 【自費】浴槽の交換
福祉用具(モノ)	【介護保険】浴槽用手すり／バスボード／入浴用椅子など 【自費】滑りどめマット
サービス(ヒト)で改善	【介護保険】訪問介護／訪問看護／訪問リハビリ／訪問入浴／デイサービス／デイケア

⬇ 浴室の福祉用具

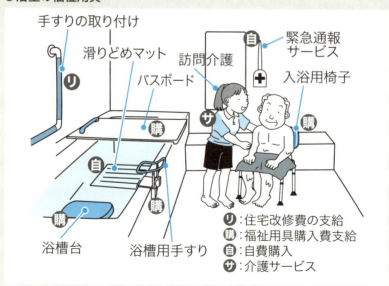

リ：住宅改修費の支給
購：福祉用具購入費支給
自：自費購入
サ：介護サービス

Point 20 その人らしい空間作り

生活する人の暮らしに寄り添う

ここまでは、介護しやすい／されやすい環境を整える際に利用できる介護保険の制度や用具を紹介しました。もうひとつ大切なのは、生活する人の当たり前の暮らしを忘れないことです。

「その空間は利用者にとって、居心地の良い場所ですか？」
「毎日の暮らしがいきいきとしていますか？」

在宅は病院ではありません。たとえ立派な介護空間が整ったとしても、その人らしい空間でなければ、QOL（生活の質）を保つ暮らしの実現は難しいでしょう。

今まで大切にしていた生活習慣を継続できる環境にしましょう。室内に合った照明、耳にやさしい音、きれいな空気、家族の気配を感じられる空間、心地よい香りなど、その人らしくリラックスできる空間作りを心がけると、本人も家族もずっと暮らしやすくなります。

インテリアの工夫

介護というと、無機質な居室をイメージする人も少なくないと思います。

北欧では、重度の要介護者の居室でも、明るい色のベッドカバー、お気に入りの絵画、ベッドから動きたくなるような小さなテーブルと一人がけ用のマイチェア、家族と自分自身のお気に入りの写真、太陽や風の動きを感じられる窓、といった生活の場の風景を目にします。

ケアマネジャー、理学療法士、インテリアデザイナーである株式会

第2章 介護と住環境 91

社リハブインテリアズ※の池田由里子氏は、インテリアリハビリテーションとして、リフォーム、模様替え、整理収納などで環境改善を図りながら、人がインテリアで元気になる方法を医療福祉施設のスタッフに指導しています。自宅にも共通な考え方が必要でしょう。

※ 参照 株式会社リハブインテリアズ　https://www.rehab-interiors.com/

↓ 例 寝室のインテリア

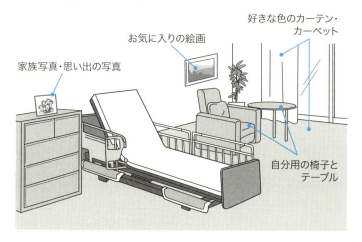

one point
荷物の整理、手すり、介護用電動ベッド、歩行器、ポータブルトイレ、肌に優しい寝具・衣類、滑りにくい床材、スロープなど、基本を整えたら、好きなカラーでコーディネートするのもいいでしょう。
姿勢を保持する安定した椅子、照明、家族の思い出の写真、季節を感じる植物などで、ホッとできる空間、その人らしい空間作りを楽しみましょう。

その人らしい空間作り Point 20

例 介護用の椅子

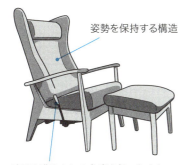

姿勢を保持する構造

座面と背もたれの角度を保ったまま
後ろに倒せるティルト機能と、
背もたれを倒して座面との角度を変える
リクライニング機能

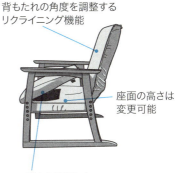

背もたれの角度を調整する
リクライニング機能

座面の高さは
変更可能

バネを利用した
立ち上がり補助椅子

one point　介護保険外の用具となりますが、「生涯椅子[※1]」といって、座ることにより内臓の機能が活性化し、人間が本来持っている自然治癒力を高めてくれる椅子も、開発されています。
介護予防につながる椅子や、車椅子や杖を使う人でも使いやすい椅子[※2]もあります。

※1　参照 マイスターファニチャー
　　　https://dermeister.co.jp/

※2　参照 ユニバーサルデザイン家具 UD/ND
　　　https://www.udnd.jp/

第 2 章　介護と住環境　93

介護のヒント お気に入りの椅子

　父親を介護中の女性から、リビングの整え方についてご相談をいただきました。

　介護用ベッドや歩行器は介護保険制度の福祉用具レンタルを利用し、敷居の段差を解消し、スロープも設置したが何か物足りないとのこと。私は、読書好きだというお父様のために、お気に入りの椅子がある暮らしを提案しました。

　姿勢を保持し、立ち上がりやすい安全・快適で、座る人に配慮された優しい椅子。そんな椅子をプレゼントしたら、ベッドから動かなかった父親が、毎日必ずベッドからその椅子に移動し、体の角度を変えながら一日の大半を過ごされたそうです。

　私の父も、約6年間の介護生活の大半を、介護ベッドではなく以前から愛用していたお気に入りのハイバックチェアで過ごしました。

　この椅子は角度調整ができる機能があるためさまざまな姿勢がとれ、体圧も分散されます。70代から脊柱管狭窄症だった父が探して愛用していた、腰の痛みに対応できる一人がけチェアです。腰の湾曲のために生じる痛みは、ベッドよりも椅子のほうが軽減され、父はその場所を好みました。

　晩年は、排泄のため、ポータブルトイレを活用することとなりましたが、その椅子から隣に置いた肘掛けが跳ね上がる家具調ポータブルトイレに移るため、本人も介護する人も楽に移動できました。体は徐々にやせ細っていきましたが、最後まで椅子から立ち上がる動作を諦めず、心配していた床ずれもできませんでした。

　父と父の椅子。いつもの定位置でテレビを観る、音楽を聴く、家族と話す、うとうとする。いつもの空間でいつもの暮らしが、変わらずにそこにありました。

　介護用ベッドもリハビリなどに大変役立ちましたが、我が家では、この椅子のある暮らしにずいぶん助けられました。

Point 21 施設介護を検討する

❄️ステップ1
専門家に相談し、施設を探す

まずは病院、施設から退院・退所する際を考えてみましょう。多くの人が在宅に戻れるか、それ以外の方法はあるのか？ 費用は？ といった悩みに遭遇します。

「もう退院できますよ」と言われ、慌てて準備の整わない自宅に帰るのではなく、まず、担当医師に在宅での生活が可能なのかよく相談しましょう。もし入院前から担当のケアマネジャーがいた場合には、担当のケアマネジャーにも相談しましょう。

また、病院によってはソーシャルワーカー(医療福祉相談員)や、地域連携室が設けられていることもあります。連携室の担当者にも相談が可能です。在宅での生活が難しい場合には、どんな施設が選択肢となるのかを確認してください。

老人保健施設では、ケアマネジャーや相談員、理学療法士などに相談することができます。

ただ、医療機関では、具体的な施設情報を持ち合わせていない場合もありますので、お住いの地域の地域包括支援センターにも相談しましょう。

> **one point**
> 医療と介護は似ていますが、専門分野が異なっています。医療関係者には、介護保険制度の詳しい情報を持っていない人もいます。曖昧な情報に振り回されて混乱している相談者もたくさんいます。これからは介護と医療の連携が進む時代ですが、在宅での生活については、地域包括支援センターに、どこに相談するのがよいか確認することをお勧めします。

第2章　介護と住環境

ステップ2 本人のニーズを確認する

　高齢者の住宅選びで、皆さんが最初に驚かれるのは種類の多さ、複雑さ、情報収集と選択の難しさ、そして費用がかかることです。金額や施設の外見などに目が行きがちですが、その人に合う住まいを選択するためには、本人のニーズの確認が大切です。

> one point
>
> 「ニーズ」とは何でしょうか？
> ニーズとは「本当に必要とされること」で、「自覚し求めること（要望）」とは異なります。本人、家族の要望を確認しながらニーズを明確にすることが大切です。そのためには何を確認したらよいのかなど、専門的知識も必要となります。

ニーズの確認

1	健康状態	・健康　・要介護度　・認知症（有　無） ・医療的行為の必要性の有無（　　　　　　）
2	誰と	・単身　・夫婦　・姉妹兄弟
3	いつ頃から いつまで	・至急　・数か月後　・数年先 ・永続的に　・短期間
4	希望地域	・住み慣れた自宅近く ・子世代の近く（　　　　） ・その他（　　　　　　）
5	予算	・入居一時金（　　　　万円まで） ・月額費用（　　　万円まで）
6	希望する生活	・介護全般　・生活支援　・介護予防 ・アクティビティなどコミュニティ重視
7	自宅の扱い	・自宅は売却せずにそのまま ・賃貸　・売却　・その他　・未定

施設介護を検討する **Point 21**

●ステップ3 親に合った施設を探す

　子世代は自分を中心に考えるのではなく、親の意思を確認することが大切です。親の意思や希望が見えてくると、本当に必要としている住まい、住まい方がわかり、親に即した施設を探すことができます。

　具体的な例で、対応を考えてみましょう。

例

80代の母・要介護1・単身入居（病院から退院後の住まい探し）

◉現状とニーズ

現状	父が逝去したあと一人暮らしとなった母。 先日、自宅内で転倒し緊急入院。右大腿骨骨折のため手術治療。持病のリウマチも徐々に進行し、今後は車椅子生活にとの宣告。退院後の一人暮らしは厳しい可能性が高いと医師から伝えられる。子との同居は難しい状況にあり、施設探しを迫られる。
ニーズ／ 母(入居者)	【健康／医療】大腿骨骨折の治療、リハビリ。持病のリウマチのコントロール。 医療機関への継続通院が可能な場所。 【地域】住み慣れた自宅近く。 【希望する生活／介護】終身にわたる介護と生活支援。 【希望する生活／コミュニティ】 これまでの友人たちとの交流と趣味の音楽の継続。施設入居者や施設スタッフとの交流。安心感。 【費用】入居時○○○万円　月額○○円以内（母の預貯金と年金から） 不足する場合、子世代からの支援○○円以内。
ニーズ／ 子世代	【地域】職場と施設、自宅（親、自分）との距離および利便性。○○線○○駅近く。定期的に仕事帰りに立ち寄りたい。 【希望する生活】終身にわたり入居でき（住み替えなし）、明るく開放的な空気感の施設を希望。

第**2**章　**介護と住環境**　●　**97**

⊙ 施設を検討する際に行ったこと

考えられるプラン	3か月後には母と自分（子）のニーズに合ったホームへの入居を目指す。母と自分の自宅近くで、コーラスサークルがあり、車椅子でも入居可能で新設の介護付有料老人ホームを見つける。
子世代が行ったこと	1. ソーシャルワーカーや母と相談し、リハビリ病院への転院を決定（3か月間） 2. 相談機関の活用（地域包括支援センター、民間の高齢者住宅紹介センター） 3. 母と自分のニーズに合った地域の施設情報を調査（エリア・費用・サービス（介護、生活支援、医療、食事、アクティビティ特に音楽、終末期対応など）） 4. 複数の候補施設を見学・体験入居（母の意向も大切にして施設を決定）

Point 22 高齢期の住まいや施設の種類を知る

🌀 高齢者向け住宅・施設の種類と特徴・費用

　高齢者向けのホームにはさまざまな種類があり、介護が必要となったとき、一人暮らしが不安となったときなど、心身の状態や希望する暮らしによって適するホームは異なります。

　それぞれの特徴や違いを正しく理解することから始めましょう。

　費用は施設ごとに異なるので明確な区分はできませんが、おおよその傾向を次ページの表にしました。

介護のヒント 本人のニーズに合わせた選択を

　会社員Bさんは、今はまだ自立している母の将来に不安を感じ、高齢者向け住宅の検討を始めました。母の希望は、少しの安心と自由度の高い生活で、大切にしてきた趣味活動を続けたいということでした。

　介護保険施設や有料老人ホームは将来のステップと考え、Bさんの自宅近くにある一般の賃貸住宅である団地に入居しました。その団地は地域医療福祉拠点化団地で、相談機関やコミュニティカフェなどさまざまな配慮がされていました。高齢者のみではなく、多世代が集まっている暮らし方を求めました。古い戸建てでの生活をコンパクトにし、子世代との近居で安心を得られる生活となりました。

第2章　介護と住環境　99

主な高齢者向け住宅・施設の特徴と費用の目安

	施設名	内容	
介護保険施設	[1] 介護老人福祉施設（特別養護老人ホーム）	常に介護が必要な高齢者に、長期にわたり介護や生活支援、アクティビティなどを提供する施設。「特養」。	
	[2] 介護老人保健施設（老人保健施設）	病院から自宅に戻るための短期滞在型施設。自宅復帰を目指したリハビリテーションを行う。「老健」。	
	[3] 介護療養型医療施設	慢性の病気によって長期入院療養を必要とする人のために医療、介護、リハビリを提供する病院。2024（令和6）年3月末までに廃止予定。	
	[4] 介護医療院	病状が安定し長期療養を必要としている人に、生活支援、介護、医療などを提供する施設。2018年4月創設。	
その他の施設と住宅	[5] グループホーム（認知症対応型共同生活介護）	認知症高齢者が家庭的な雰囲気の中で介護を受けながら共同生活をする施設。認知症症状の緩和を目的とする。	
	[6] 有料老人ホーム ・介護付 ・住宅型 ・健康型	高齢者が食事、排泄、入浴などのサービス、介護、生活支援を受けながら生活する高齢者向け居住施設。 【介護付】内部のスタッフに24時間介護サービスを受けることができる（特定施設入居者生活介護）。介護保険の事業指定を受けている。 【住宅型】介護サービスを受ける場合は、外部の訪問介護事業者などとの契約が必要。	
	[7] サービス付き高齢者向け住宅	60歳以上の高齢者を対象とした賃貸住宅。バリアフリー構造で安否確認と生活相談サービスが受けられる（必須サービス）。 介護や生活支援サービスの有無は住宅ごとに異なる。	
	[8] ケアハウス（軽費老人ホーム）（一般型／介護型）	身の回りのことはできるものの、自宅での生活が困難になった高齢者のための施設。施設により介護、支援の程度は異なる。	
	[9] シルバーハウジング	バリアフリー仕様住戸に緊急時対応サービスなどを備えた高齢者向け公共賃貸住宅。ライフサポートアドバイザーによる生活相談、安否確認が受けられる。	

高齢期の住まいや施設の種類を知る **Point 22**

対象者	入居一時金	月額費用[1]	備考
要介護3以上	なし	5～16万円	原則終身。
要介護1以上	なし	10～20万円	―
要介護1以上	なし	8～20万円	―
要介護1以上	なし	8～20万円	―
要支援2以上 (認知症の診断を受けた人)	施設により異なる	8～20万円	認知症が重度に進行したら退去のホームもある。
自立・要支援～要介護 (施設により異なる)	【要介護者】 約250～750万円 【自立者】 1,500～2,000万円	【介護付】 12～25万円 【自立】 15～18万円[2]	特定施設は原則終身。
自立・要支援～要介護 (施設により異なる)	【敷金】 10～30万円	賃料＋サービス費 (全国平均13.3万円)[2]	入所期間は契約による。
自立・要支援～要介護 (施設により異なる)	施設により異なる	12～20万円[2]	特定施設は原則終身。
自立	【敷金】 家賃の2～3か月分	家賃(1～10万円)[2]	―

※1　自己負担額1割の場合。費用は自己負担の割合(1～3割)により異なる。
※2　介護保険制度下のサービスを利用した場合、その費用は別途必要。

第2章　**介護と住環境** • **101**

Point 23 介護保険施設での暮らし

介護保険施設とは

介護保険施設とは、介護保険法で規定された施設のことをいいます。自宅での生活が難しい人で介護保険の要介護認定を受けている人のうち、病状が安定していて入院治療が必要ではないことが入所条件になります。

入所一時金は不要で、月額費用として生活費（居住費・食費・日常生活費）と、要介護度別の介護サービス費の1割から3割を支払います。居住費、食費、日常生活費は自己負担ですが、申請により所得に応じて減額される特定入所者介護サービス費の支給※という仕組みがあります。

> **費用** 施設サービス費 ＋ 居住費 ＋ 食費 ＋ 日常生活費

※介護保険施設やショートステイを利用したときの自己負担額は、市町村民税非課税世帯などには、所得に応じた軽減措置が設けられている。軽減措置を受けるには、市区町村の窓口に申請し「介護保険負担限度額認定証」の交付を受け、施設に提示する必要がある。預貯金などが単身で1,000万円以上、夫婦で2,000万円以上の人は支給対象外。

特別養護老人ホーム（介護老人福祉施設）

常時介護が必要で、原則要介護3以上の高齢者が入所対象になります。入所にあたっては数年待つことが多い施設です。

入所は申し込み順ではなく、本人の要介護度や在宅介護の困難度、緊急性などをもとにした判定により、必要性の高い人が優先されます。原則終身利用が可能ですが、看取りの対応は施設により異なります。

近年は、完全個室型の高額な特別養護老人ホームも開設されています。

介護保険施設での暮らし **Point 23**

> **注意** 医療機関ではないので、入所中に状態が変化し医療処置が必要となった場合は、退所を求められることもある。

> **探し方・申し込み** 施設に直接申し込むか、市区町村の窓口で申し込む。待機者が多いからと諦めずに、複数の施設への申請を行っておくとよい。

● 老人保健施設（介護老人保健施設）

在宅復帰を目指す施設で、要介護1以上の人が対象になります。必要な医療、看護、介護、リハビリテーションなどを受けながら生活する場です。

入所期間はおおむね3～6か月ですが、自宅へ戻ることが困難な人など長期入所している人も増えています。退院したあとの受け皿としての役割が強く、常勤の医師が配置されています。

2008年より新型老人保健施設が創設され、従来型よりも医療、看護に重点をおいたサービスが受けられるところもあります。

> **探し方・申し込み** 施設に直接申し込む。病院のソーシャルワーカーや地域包括支援センター、市区町村の窓口で情報を得ることができる。

● 介護療養型医療施設／介護医療院

急性期の治療が終わり、病状は安定しているものの長期にわたり療養が必要な人の施設です。要介護1以上の人が、療養上の管理、看護、介護、リハビリテーションなどを受けることができます。

介護療養型医療施設は介護医療院や新型老人保健施設への転換が進められ、2024年3月末には廃止されることになっています。

第 **2** 章 介護と住環境 ● **103**

2018年4月に新たに創設された介護医療院は、長期療養のための医療と日常的な介護、生活支援などを受けられる施設です。

探し方・申し込み 病院のソーシャルワーカー、地域包括支援センター、市区町村の窓口などで情報を得ることができる。

由里子流！疲れた自分への処方箋③

●好きな詩や言葉を読む・好きな絵を感じる

マザー・テレサ、インディアン・スピリット、宮沢賢治、谷川俊太郎。自分の心にとまった言葉を声に出して読み上げます。気に入った言葉、覚えておきたい言葉はノートに書き写し、色鉛筆でイラストを添えます。そのページを開くとき、押しつぶされそうな気持が軽くなります。

マルク・シャガール、パウル・クレー、クロード・モネ。美術館で絵画を鑑賞します。好きな絵をひとつ自宅に飾ります。色彩の美しさ、筆使いの繊細さや力強さ、画家の想いを想像してみます。

やらねばならぬことで一杯な日々。詩や絵画、文学や芸術など非日常の世界にちょっと寄り道。

ある日、いつも持ち歩いていたポケット詩集の中から高村光太郎の「道程」のページを開き、文学好きだった父に読みあげてもらいました。

見事に堂々と読み終えたあとの父の満面の笑みは生涯忘れられません。父の喜ぶ姿に介護チーム全員の気持ちが明るくなりました。芸術の力を借りて、感性が動き心が磨かれます。

Point 24 有料老人ホームでの暮らし（介護付／住宅型）

有料老人ホームとは

　有料老人ホームは、おおむね60歳または65歳以上の高齢者が利用でき、食事の提供や入浴、排泄、介護、生活支援、健康管理など必要なサービスを受けながら生活する場所です。サービス内容、費用、入居条件は各施設によりさまざまです。主に民間企業や社会福祉法人などが経営しています。

　現在では高齢期の暮らしの場のひとつの選択肢として、定着しつつあります。ところが、有料老人ホームには、「どうやって探せばいいの？」「家族に合っているホームがわからない」といった声も少なくありません。

　有料老人ホームには、提供されるサービスの違いによって次の3タイプがあります。基礎知識を確認しておきましょう。

◆有料老人ホームの種類

1	介護付 有料老人ホーム	介護が必要となった場合、ホームが提供する介護サービスを利用しながら、同じホームで生活することが可能。 すべてのホームで介護保険を利用してサービスを受けることができる（特定施設入居者生活介護）。
2	住宅型 有料老人ホーム	介護が必要となった場合、入居者が個別に契約した外部の訪問介護などのサービスを利用しながら、同じホームで生活することができる（特定施設入居者生活介護の指定外）。 現在最も多いタイプで約6割を占める。
3	健康型 有料老人ホーム	要介護状態になったら契約を解除して退去しなければならない。 全体の1割にも満たない。

第2章　介護と住環境　105

介護付有料老人ホーム
（特定施設入居者生活介護）の暮らし

●どんなサービスが受けられる？

　介護付有料老人ホームは、ホーム内のスタッフから24時間介護サービスを受けることが可能です。各都道府県から介護保険の「特定施設入居者生活介護」の指定を受けていますので、住環境やサービス、人員配置などの基準は満たされています。介護サービス計画書に基づいて、入浴、排泄、食事などの介護、その他の日常生活上ならびに療養上の世話、機能訓練を受けることができます。入居者に対する介護職員・看護職員の配置は「3：1以上」と定められています。

●誰が入居できるの？

　入居条件はホームごとに異なります。元気な人を対象とした「入居時自立」、介護が必要な人を対象とした「入居時要介護」や「入居時要支援・要介護」、すべての人を対象とした「入居時自立・要支援・要介護」があり、認知症にも対応しています。個室が多い現状ですが、夫婦など2名で入居できるタイプもあります。

●費用はいくらかかるの？

　気になる費用ですが、費用の支払い方法は、終身で必要な家賃相応分などを前払い金として入居時に一括で支払う「前払い方式」や、家賃分を毎月支払う「月払い方式」があります。入居者がどちらかを選ぶ「選択方式」を採用しているホームも増えています。

　現在、大半のホームが利用権方式という契約形態をとっています。入居した人の生活の場としての居住部分と、介護や生活支援サービス利用の契約が一体となっている方式です。所有権とは異なるため、相続や譲渡はできません。前払いの金額は0円から数億円と幅がありま

有料老人ホームでの暮らし（介護付／住宅型）

すが、比較的高コストのホームが多く、入居時に数百万円、月額20万円前後といったように、在宅での暮らしよりもコストがかかります。

すべてのホームに「クーリングオフ制度」が法制化されています。入居後3か月以内に解約した場合には、入居一時金を返還しなければならないという仕組みです。

介護保険の指定を受けているホームであるため、要介護度に応じた費用となります。

●選ぶ際の注意事項は？

全国どこでも入居することができます。まずは、ホームの金額や設備に眼を奪われず、ニーズを明確にしながら選択していきましょう。必要な介護が受けられるか、コミュニティには馴染めそうか、親のライフスタイルの嗜好に合っているか、などです。

また、ホームごとにさまざまな特徴や強みがあります。たとえば介護やリハビリ、レクリエーションやアクティビティ、看護や医療重視、地域や家族とのつながりなど、そのホームの理念や大切にしていることを確認しましょう。入居を決める前に必ず、具体的な費用の内訳や入居者の年齢構成、退去率、職員の経験年数などが記されている「重要事項説明書」を確認することが大切です。

せっかく入居したホームが倒産しないだろうかといった心配もあります。入居前にホームに相談し、運営会社の財務諸表を確認することも可能です。不安なことや不明なことは遠慮せずに明確にすることが、ホームと利用者の双方にとって満足した暮らしとなるためのポイントです。

one point　有料老人ホームを見学した人が驚くのが居室の狭さです。介護付有料老人ホームでは平均18m²ほど。トイレは居室内にありますが、浴室や台所（食堂）などは共有スペースに用意されています。
今の荷物はどうしましょう？　高齢期の暮らしでは、本当に必要なものを残して少しずつ身軽にしていく。これも大切なポイントです。

第2章　介護と住環境　107

住宅型有料老人ホームの暮らし

●どんなサービスが受けられる？

住宅型有料老人ホームは介護保険の「特定施設入居者生活介護」を受けていないため、介護サービスの提供は原則ありません。基本的には、食事、日常生活支援サービス、レクリエーションなどを提供しています。

●誰が入居できるの？

ホームごとに異なります。自立した元気な高齢者を対象としているところから、要介護度の高い人を受け入れているホームもあります。認知症対応の有無や看取りへの対応なども含め、各ホームに確認が必要です。

●費用はいくらかかるの？

介護付有料老人ホームと同様に、終身で必要な家賃相応分などを入居時に一括で支払う「前払い方式」や、家賃分を毎月支払う「月払い方式」があります。

高額なホームから低価格なホームまで、価格帯には幅があります。

介護付有料老人ホームとは異なり、介護費用は利用した分だけ別途必要となるため、要介護度が高くなると自己負担金額が増えます。選ぶ際にはサービス内容、料金体系についてしっかり確認し、慎重に検討しましょう。

有料老人ホームでの暮らし（介護付／住宅型）

●選ぶ際の注意事項は？

　介護が必要になった場合の対応はホームごとにさまざまです。館内や敷地内に介護サービスを提供する事業者を併設しているところや、自宅と同じように介護事業者を自分で選択するところなど利用の仕方が異なるため、注意が必要です。

　介護付有料老人ホームに近い生活ができるホームもあれば、重度な介護が必要となったときには住み替えを強いられるホームもあり、料金体系も異なります。

　介護付有料老人ホームとは異なり、介護職員と看護職員の配置基準はありません。選択する際はサービスの内容や範囲、費用内訳、特に介護が必要となったときの対応や退去条件、医療機関との連携などをよく確認しましょう。

　住宅型有料老人ホームの場合、基本的に介護費用は利用した分だけ必要になります。そのため要介護度が高くなったり、手厚い介護を望んだりすると、高額な介護費用がかかる場合もあります。ホームを選ぶ際には介護サービス費について、サービス内容や料金体系を事前に確認しておきましょう。

one point　健康型有料老人ホームは、介護が必要となったときには退去しなければならないホームであり、2019（平成31）年1月現在、全国に17施設しかありません。

第2章　介護と住環境

Point 25 サービス付き高齢者向け住宅での暮らし

● 施設ではなく安否確認と生活相談がついた「賃貸住宅」

2011（平成23）年の「高齢者住まい法」の改正により、国土交通省と厚生労働省共管の制度として「サービス付き高齢者向け住宅」が生まれました。高齢の単身者や夫婦世帯が急増している中、高齢者が住み慣れた地域で安心して暮らすことができる住宅を増やす目的で、10年間で60万戸の整備を目指したものです。2019（令和元）年5月末時点で7,360件、244,917戸が整備されています。

バリアフリーや生活に必要な設備などを設け、高齢者が暮らしやすいように配慮された住宅です。

・ バリアフリー構造（段差のない床、手すりの設置、廊下幅の確保）。
・ 居室面積は25m^{2}以上（居間、食堂、台所、浴室などを共有する場合は18m^{2}以上）。
・ 居室の設備は台所、水洗トイレ、洗面、浴室、収納設備（共同利用のための適切な設備が備えてある場合は、台所、収納設備または浴室を備えなくてもよい）など。

● どんなサービスが受けられる？

ケアの専門家[※]が少なくとも日中建物内に常駐し、生活相談と安否確認サービスが備わっています。生活相談はケアの専門家が対応します。安否確認の方法は住宅ごとに異なります。

※ 養成研修終了者（ホームヘルパー）、社会福祉法人、医療法人、指定居宅事業者などの職員、介護福祉士、社会福祉士、看護師、ケアマネジャーなど。

介護サービスを利用するときは、サービス提供事業者と別途契約が必要です。訪問介護や居宅介護支援事業所を併設している住宅もあります。

●誰が利用できるの？

入居対象は、60歳以上の人（自立・要支援・要介護）または要介護認定を受けている60歳未満の人です。

同居者は配偶者（60歳以下でも可）または60歳以上の親族などです。

費用の目安

●費用はいくらかかるの？

施設ではなく住宅なので入居一時金は不要で、一般の賃貸住宅と同じように契約して、敷金（家賃の数か月分）を支払います。一部の住宅では有料老人ホームと同じように、終身で必要な家賃相応分などを入居時に一括で支払う「前払い方式」をとっています。

敷金が平均約16万円、月額の費用は7～20万円程度が中心ですが、介護や食事などのオプションサービスが追加されるとその費用もかかりますので要注意です。

●介護や食事などは別契約、別料金

オプション料金を払うことで、食事や家事支援、介護などのサービスを受けられる住宅もあります。

介護が必要となったときには、館内や敷地内で提供している介護サービスを受けられる住宅もありますが、受けられない住宅もあります。

このように住宅ごとに大きく異なるので、どんなサービスがあるのか、介護、医療、生活支援など、入居前によく確認することが大切です。

選ぶ際の注意事項

●介護対応

サービス付き高齢者向け住宅には、原則介護サービスの提供はありません。

介護が必要になった場合の対応は住宅ごとにさまざまです。館内や敷地内に介護サービスを提供する事業者を併設しているところや、自宅と同じように介護事業者を自分で選択するところなど利用の仕方が異なるため、注意が必要です。

なかには介護付有料老人ホームと同じように、介護保険の「特定施設入居者生活介護」の指定を受けている住宅もあります。この場合は、前述の対応とは異なり、住宅のスタッフが生活支援サービスや介護の対応を行います。認知症のケアにも対応しています。

one point　介護が必要となったときには、住宅の1階部分に併設した介護保険の「小規模多機能型居宅介護」を利用するスタイルをとっている民間企業運営のサービス付き高齢者向け住宅もあります。通所、訪問、泊まりサービスが受けられ安心ですね。

●入居前に確認したいこと

入居金はかからず比較的低コストで安心して暮らすことのできる住宅ですが、実際には要介護者向けが多いといった現状です。「自由度の高い生活を希望して入居したのに自由に外出もできない」「介護を必要として入居したのに介護はついていなかった」といった声も聞かれています。

また、基本的に介護費用は利用した分だけ必要になります。そのため要介護度が高くなったり、手厚い介護を望んだりすると、高額な介護費用がかかる場合もあります。選ぶ際には介護サービス費について、サービス内容や料金体系を事前に確認しておきましょう。

サービス付き高齢者向け住宅での暮らし **Point 25**

　実際の住環境、食事、介護、生活支援などのオプションサービスの有無については、「サービス付き高齢者向け住宅情報提供システム」（https://www.satsuki-jutaku.jp/index.php）で確認できます。

　住宅内に図書館があるなどさまざまな特徴を持ち、地域に開かれた住宅も増えています。入居前に足を運び、必ず確認しましょう。

◐ サービス付き高齢者向け住宅を検討する際のチェックポイント

◉施設
- ☐ 立地条件が合っているか
- ☐ 身体の状態に合っているか
- ☐ 居住性・設備（居室と共有部）は整っているか
- ☐ 周辺の環境は整っているか
- ☐ 交通の利便性、買い物、医療
- ☐ 駅までの距離、バリアフリー度

◉費用
- ☐ 費用（入居時・月額）は適切か
- ☐ 家賃の支払い方式（月払い・前払い）はどうなっているか

◉サービス
- ☐ サービス内容・提供方法はどうなっているか（誰が・いつ・どんな方法で提供してくれるのか）
- ☐ 【必須サービス】安否確認と生活相談
- ☐ 【オプションサービス】食事、介護、生活支援、医療サービスなどの有無と利用方法
- ☐ 併設している事業所にはどんな種類があるか（訪問介護・看護、デイサービス、居宅介護支援、診療所など）
- ☐ スタッフの配置・資格・対応

第**2**章　**介護と住環境** • **113**

介護のヒント 自宅からサービス付き高齢者向け住宅へ

離れて暮らすMさんが父親の高齢化を気にかけていたところ、突然母親が入院治療を経て逝去。一人残された80代の父親は、住み慣れた自宅、地域を離れることを好まず、有料老人ホームや子世代の家への転居も拒否していました。

しかし、高齢男性の一人暮らしで生活は荒れはじめ、体調を崩し何度か入院することが続きました。

Mさんが専門家に相談することで得た情報をもとに、父親が体調を崩した際にサービス付き高齢者向け住宅を見学したところ、「思っていたよりもいい。暗いイメージがない」と気持ちが動きました。自宅を残したまま、Mさんの弟の住む便利な地域で、民間企業が運営するサービス付き高齢者向け住宅に入居しました。入居時に必要な敷金は0円で月額利用料は約18万円です。

重い介護になったときには次のステップである介護付有料老人ホームに転居することをも視野にいれての住まい探しでしたが、納得しての選択で資金計画にも十分なゆとりがありました。

父親は、毎日健康的で美味しい食事が用意され食べられること、若く明るい職員から元気をもらえることを気に入り、「こんなことならもっと早く入居していればよかった」と笑顔でいることが増え、徐々に体調も回復しました。これにはMさんも驚きました。

父親はその後の約4年間をそのホームで穏やかに暮らし、終末期は同ホームが運営する訪問介護、居宅介護支援事業所のケアマネジャーと契約しながら介護を受けることができました。追加でかかった費用は月額3万円以内です。

自宅が残っていたためか特に故郷に帰ることは望まず、人生の最期をそのサービス付き高齢者向け住宅で職員の方々に支えられながら終えました。Mさんは常に明るく前向きに今できるベストを探し続け、家族と協力しながら親を支えられたことを大切な時間と考えています。

Point 26 グループホームでの暮らし

グループホームとは

　グループホーム（認知症対応型共同生活介護）は、認知症高齢者が5〜9人で食事、入浴、排泄などの介護や生活支援、リハビリやレクリエーションを受けながら共同生活を送るアットホームな住まいです。

　認知症の診断を受け、介護保険の要支援2以上の人が入居対象となります。グループホームは介護保険の地域密着型サービスですので、その地域の市区町村に住んでいる人（住民票がある人）が利用できます。

　福祉の先進国であるスウェーデンで1980年代に生まれたグループホームは、たとえ認知症を患っても、家庭的な住まいの中で本人の残存機能を活かしながら共同生活を送ることで、認知症の症状緩和ができること実証してきました。高齢者は洗濯物を干したりたたんだり、買い物にでかけたり、ペットを世話したりと、できることを行いながら共同生活をします。部屋は個室ですが、皆が交流できるリビングやダイニングがあります。

one point
グループホームでは、認知症の人でも安心できるように、自宅のようなアットホームな環境とプロが提供するその人中心の介護、サービスが提供されています。
また、最近では、計画の段階から地域と検討会を開いたり、住民ボランティアが積極的に介護に関わってくれたりと、地域との連携が深いホームも増えてきています。

第2章　介護と住環境

グループホームの特徴と注意事項

グループホームには、次のような特徴があります。

- 1ユニット9人までの少人数の生活で、介護職員の配置は3:1以上。看護職員の基準はないが、看護師や理学療法士が在籍するホームもある。
- 住まいの近くで利用できる（地域密着型サービス）。情報収集は地域包括支援センターで行う。

費用は、入居時の費用が20万円前後で月額が15万円前後といった比較的低コストのホームが多いですが、なかには入居金数百万円の高額なホームもあります。

認知症の症状で興奮や混乱がひどい、毎晩家族とのトラブルが続き子世代のストレスも限界、徘徊を繰り返し生命の危険が伴い家族の心配がつきないなど、認知症の人を支える家族にはさまざまな不安や心配がありますが、グループホームに入居したことで次第に穏やかになり、笑顔で過ごしている例も多くみられます。

注意が必要なのは、重度の介護が必要となったときや看取りの対応です。

グループホームは医療施設ではありません。共同生活をすることを目的とした場であり、認知症の重度対応、医療行為が発生する看取りケアなどには対応していないホームが多いのが現状です。

また、子世代が親を自分の居住地域に呼び寄せる際は、住民票を移すなど事前に確認が必要です。

one point
国は、グループホームでも地域の医療機関と連携して看取りに対応できることを目指していますが、入居する前にグループホームでの対応、退去条件、地域の医療機関を確認しておきましょう。

Point 27 高齢期の住宅を選ぶ際のポイント

高齢期の住み替えの特徴

高齢期の住み替えで多くの人が期待するのは、終の棲家となる安心した暮らしです。

ホームを選択するタイミング、心身の状態、ホームでの暮らしに求めるものによって、選ぶホームが異なります。自分や親が望む暮らしをよく確認して、ニーズに合った住まいを選択しましょう。

住み替えのタイミングによっては、再度の住み替えの可能性も視野に入れておくことが必要です。

⬇ステージにより異なるニーズ

元気でアクティブな時期

第1ステージ

在宅

元気　加齢

不安・不便

⬇

自由・快適・安心

介護予防　生活支援

[住宅]
・ニーズに合った新たな自宅・地域
・サービス付き高齢者向け住宅
・住宅型有料老人ホーム
・分譲型高齢者マンション
・一般賃貸住宅、団地　など

介護が必要な時期

第2ステージ

病院　在宅

病気　要介護

⬇

介護が必要

ケアスタッフ　リハビリ

[施設][住宅]
・介護付有料老人ホーム
・住宅型有料老人ホーム
・グループホーム
・介護保険施設　など

第2章　介護と住環境　117

🌏 ホーム探しのステップ

施設の種類やサービスがわかってきたら、具体的に施設を探し、入居までのステップを踏みます。希望の順位を考えて情報収集し、親や家族と話し合いながら施設を絞り込みます。必ず複数の施設を見学しましょう。

●ホーム探しの流れ

① 本人・家族のニーズを明確にする
② 相談・情報収集・知識の習得
③ 資金計画、施設資料請求
④ 施設見学・体験入居

⑤ 不明点・疑問点を確認 「重要事項説明書」
⑥ 本人面談・入居審査
⑦ 契約・入居

有料老人ホーム・高齢者住宅などの見学時のチェックポイント

●施設

- [ ] 運営法人（運営方針・経営状況・サービスに対する思い・評価など）
- [ ] 職員の配置（介護職員・看護職員・理学療法士の人数など）
- [ ] 退去条件

●生活スタイル

- [ ] 居室・共有スペース（食堂・浴室）
- [ ] アクティビティ／レクリエーション
- [ ] 地域との交流
- [ ] 入居者の様子（年齢・男女比）／コミュニティ

●生活支援サービスの有無

- [ ] 食事・入浴・外出・清掃

●介護サービスの有無

- [ ] 利用できる事業者とサービスの内容
- [ ] 認知症対応／看取り対応   [ ] リハビリ   [ ] 医療との連携

Point 28 高齢者に配慮された新しい住宅での暮らし（UR都市機構の地域医療福祉拠点化団地など）

❄ URのチャレンジ 地域医療福祉拠点化団地とは

さまざまな暮らし方は、高齢者向け施設や有料老人ホームのみではありません。高齢者や子育て世帯など、支え合いが必要な多世代に配慮された住まいが一般賃貸住宅にも広がってきています。

戦後、日本では住宅不足を解消するため、都市郊外に多数の大型団地が建設されました。現在、その団地でも高齢化が進み、今後も大都市圏を中心に高齢者人口が増加していくことが見込まれています。

独立行政法人 都市再生機構（UR都市機構）では、高齢者や子育て世帯、若者層など、多様な世代が暮らしやすい住まい・まちを目指して、2014（平成26）年より、前述の地域包括ケアシステムの構築に資する「UR賃貸住宅団地の地域医療福祉拠点化」の取り組みを進めています。

❄ 地域医療福祉拠点化団地の３つの取り組み

1. **医療・介護・子育て・交流機能を有した複合機能施設を誘致**
   診療所、病院、介護、子育て施設、相談拠点の施設などの充実を推進し、安心して住み続けられる環境作りを目指す。

2. **高齢者や各世代のニーズに配慮した住宅やサービス導入**
   共有部のバリアフリー化や見守りサービスの導入、健康寿命サポート住宅、外出したくなる環境作りにより、健康寿命延伸をサポート。

3. **高齢者も子育て世帯も安心できるコミュニティ作り**
   集会所や屋外空間を活用した交流拠点や生活支援サービス、子育て支援機能の導入。

第2章 介護と住環境 • 119

地域医療福祉拠点化団地は、近隣の大学生と高齢者が定期的に交流する、広場に設置した菜園や農場で住民が協力し合いながら野菜を栽培し学校給食に提供する、認知症カフェを開催するなど、住民同士が楽しく交流し、いつまでも健康でイキイキと暮らし続けられる支え合いの住まい・まちへと変化し始めています。

その他、公営団地や民間賃貸住宅でも、超高齢社会に対応できるさまざまな住まい作りが始まっています。高齢期に住まいを選択する際には、ワンステップとして考えてみるとよいでしょう。

ゆるやかな人と人とのつながりと明るい介護予防がキーワードではないでしょうか。

❤ 地域医療福祉拠点化団地の特徴

地域	**地域包括ケアシステム**を大切にし、地域や団地の実情に合った住まい・まち作り。
高齢者への配慮	・**見守りサービス**（希望者に対応、居住者の動きが確認できないときに自動的に通報。異変に早く気付く） ・**近居割サービス**（UR と UR、UR と UR 以外の近居でも、対象条件を満たす場合、家賃が割引）
相談できる人	【入居前】**シニアアドバイザー**（社会福祉士など有資格者） UR 都市機構営業センター窓口※で高齢者の抱える不安や希望に寄り添いながら住まい探しを支援。 ※ 八重洲、新宿、梅田、神戸の4センターのみ。 【入居後】**生活支援アドバイザー** 相談、電話による安否確認、交流促進のためのイベントなど。
住まい	【健康寿命サポート住宅】 ・高齢者が安全に住み続けられ、移動に伴う転倒の防止に配慮した改修を行った住宅（手すりの設置、またぎの高さを抑えた浴槽、浴室ヒーターの設置など）。 ・外出したくなるような屋外環境を備え、健康寿命の延伸のサポートも目指している。 ・その他（高齢者向け優良賃貸住宅、高齢者向け特別設備改善住宅、シルバー住宅、シニア賃貸住宅）

参考 UR都市機構／ウェルフェア情報サイト
（https://www.ur-net.go.jp/chintai_portal/welfare/index.html）

Point 29 高齢期の住まいに関する情報提供機関

必要な情報を集めよう

　高齢者向けの施設を検討する際に欠かせない情報収集は、情報サイトのチェックや面談による相談などで行いましょう。相談機関や参考となる情報サイトを紹介します。

● Web サイトの活用

　インターネットで全国の介護保険施設や有料老人ホーム、サービス付き高齢者向け住宅の情報を簡単に検索することができます。最近では自治体公式サイトでの情報公開も進んできています。

　最初のステップとしては、親や自分の住んでいる場所など、調べたい地域の自治体のホームページを確認することから始めましょう。高齢者住宅、施設の一覧の掲載や「重要事項説明書」の閲覧、相談機関を案内しているところもあります。

- 各自治体の高齢者住宅関連サイト
- WAM-NET（ワムネット）（独立行政法人医療福祉機構）
  https://www.wam.go.jp/content/wamnet/pcpub/top/
- 介護サービス情報公表システム（厚生労働省）
  http://www.kaigokensaku.mhlw.go.jp/
- 公益社団法人全国有料老人ホーム協会
  http://www.yurokyo.or.jp/
- サービス付き高齢者向け住宅情報提供システム（一般社団法人高齢者住宅協会）
  https://www.satsuki-jutaku.jp/index.php

第2章　介護と住環境 ● 121

> **one point**　「介護サービス情報公表システム」のサイトでは、介護保険制度下のサービスを提供する事業者の名称・所在地・連絡先、施設・設備の状況、利用料金、サービス従業員数や経験年数、利用者の年齢や男女の有無などを確認できます。

🌐 相談窓口

●地域包括支援センター

　次に、親や家族が住んでいる地域の地域包括支援センター、市区町村の窓口での相談です。地域包括支援センターでは、地域の介護保険施設や民間施設の情報を得ることができます。

●民間の高齢者住宅紹介センター

　民間の紹介センターもあります。近年は、有料老人ホームや高齢者向けの施設の紹介センターがたくさんできました。会員制や無料相談を受けているところなどさまざまです。

　紹介センターでは、施設の情報だけでなく、探し方のコツはもちろん、何を確認すればよいのか、具体的なホームの費用やサービスについて、専門のスタッフが対応してくれます。

　中には見学同行、契約立会い、入居後の相談にも応じるなど、きめ細やかなサポートを行うところもあります。費用はさまざまですので、相談窓口に出かける前に電話などで確認しましょう。

　ただし、気をつけなければいけないのは、入居が決まった場合は、ホーム側がセンターに料金を支払う仕組みが多いという点です。心身の状態などをよく確認せずに特定のホームばかりをどんどん紹介したり、強引に押し付けたりといった対応には注意しましょう。

高齢期の住まいに関する情報提供機関 Point 29

【公的】住んでいる地域の地域包括支援センター　市区町村窓口
【民間・NPO】高齢者住宅紹介センター、住み替え支援センター　など
【職場】勤めている企業の介護相談窓口

one point　施設探しは初めて耳にする用語も多く、迷ったり困ったり、理解しにくいといった状況に遭遇します。インターネットなどでの情報収集と相談員との面談を上手に組み合わせて、効率よく行動しましょう。

column さまざまな住まい方・さまざまな生き方

　私たちは毎日少しずつ年をとり、住まいも同じように齢を重ねています。「住み慣れた自宅に住み続けたい」と多くの人が願いますが、介護が必要になったとき、段差や間仕切りの多い家や、介護する人がいない家に住み続けることに限界があるのも事実です。

　そこで、ケアや見守りのある施設が短期、長期で必要になるのですが、特別養護老人ホームは待機者が多く、要介護度の高い人が対象で入所は困難です。有料老人ホームやサービス付き高齢者向け住宅は心強い味方ですが、選び方が難しく費用もかかります。

　最近では、必要に迫られてから施設に入るのではなく、元気なうちから高齢期の住まい方を前向きにデザインする人が現れてきました。

　マンションや集合住宅でコミュニティを作りながら助け合い支え合う暮らし方。高齢者住宅や有料老人ホームに住み替え、自主性やお互いのプライバシーを尊重しつつ、共に住むメリットを享受する住まい方。故郷や郊外で地域住民とゆるやかにつながりながら晴耕雨読。介護が充実した海外でのロングステイ。孤立ではなく、孤独な生き方を貫く。生き方が住まいに反映されます。

第2章　介護と住環境

高齢期の住まい選びで大切なのは、「自分と対峙し自分の意思を持つ」ということ。もちろんお金は必要ですが、あふれる情報や出来合いの価値観に振り回されていると、どんな豪華な施設に入っても、何をしてもらっても、どこにいても幸せではありません。

　また、親を支える子世代は、自分の考えを押し通し合理的に住み替えを進めないことも大切です。後々の親の変化に後悔や罪悪感を抱えてしまうでしょう。

　2011年、私はボランティアで石巻市の福祉避難所を訪れました。家も思い出の品もなくしてしまった要介護高齢者は、災害でもなくさなかった「心」を若く緊張しているボランティアに伝えていました。広いアリーナは、今、持っている大切なもので支え合う、豊かな空間となっていました。

　多様な個人の価値観を認め、新しい住まい方を創っていく時代です。住まいは飾りや流行で選ぶのではなく、互いのスペースを共に大切にした、自分らしい暮らしの器としてとらえるべきではないでしょうか。

　皆さんはどんな住まい方、生き方を選びますか？
　江戸時代の僧、良寛は、晩年、五合庵という簡素な住まいに暮らしました。ある夜、庵に泥棒が入りました。盗るものは良寛の寝ている布団だけ…。良寛は盗られやすいように寝返りをうったといいます。

　そして、「盗人の取り残したる窓の月」と詠みました。モノはなくなってしまったけれど、まだ窓から見る月がある…。

　私は、月の光に喜びを見出しつつ、一輪の花を活け、本を読む。風に想いをのせて笛を吹く。そんな真の自分と向き合える自分らしい空間を持ちたいと願っています。

　住む人の心が創る、さまざまな住まい方があります。

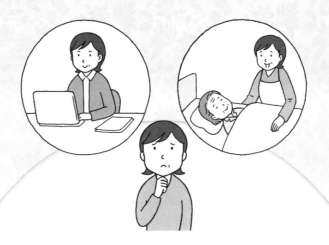

第3章

働きながら介護するための工夫

　働きながらの介護、そのカタチは100人100通りで人それぞれ異なります。この章では、職場で利用できる介護休業制度と、働きながら介護を行い、家族に寄り添った方々の実際の行動や工夫、それぞれのアイデアを紹介します。皆さん、介護に悩み、戸惑い、苦しみ、そして揺れ動きながらも真摯に「わたしの仕事と介護の両立」にチャレンジしています。
　この章が、同じような立場に立ち、孤独や不安、焦燥を感じている方々や、これからの介護を考え不安を抱えている方々の勇気や支えとなりますように。

仕事と介護の両立のために
できること

　第1章・第2章では、介護が必要になったらまず相談し、サービスを活用しながら「支える」こと、そして親が要介護状態になる前からの「備え」が活きることをお伝えしてきました。

　同じように、仕事においても「備える」「支える」という2つのステージに分け、働きながらできることを考えてみましょう。

　「備え」のステージでは、まだ介護に関心のない人が多いと思いますが、自分の勤めている職場の仕事と介護の両立を支援する制度や、介護と働き方を相談できる窓口などを調べ、いざというときのイメージを描いておきましょう。近年はライフプラン研修に「仕事と介護の両立」を組み込む職場が増えてきました。内容もセミナー形式以外にワークショップ形式や介護技術体験形式などさまざまです。積極的に参加し情報を得ておくことで、両立への心構えができます。

　また、両立するためには日頃からのコミュニケーションが影響します。親、家族のみならず、職場においても困ったときに声をかけ助けあえる職場作りを心がけましょう。

　いざ、介護が必要になった「支え」のステージでは、まずは会社に報告することが大切です。とはいえ、「昇進に影響するのでは？」「今のプロジェクトからはずされるのでは？」といった心配もあるでしょう。しかし、会社の協力なしに仕事と介護の両立はありえません。職場に介護の状況を報告し、まずは両立課題の共有です。どうしたら両立できるのか共に考えながら、働き方を調整しましょう。

相談を受けた管理職の人は、関心のない態度をとったり、自分の体験を押しつけるのは禁物です。不安を抱えた社員の話を傾聴し、社内の相談部署を紹介することが求められます。離職により人材を失うことは、企業の最大のリスクです。

⬇働きながらできること

備える 親が元気 なステージ	1. 仕事と介護の両立への意識を持つ	➡ p.128
	2. 仕事と介護の両立支援制度を知る	➡ p.128
	3. 職場の相談窓口を確認する	➡ p.130
	4. 介護の情報や知識を得る（事前に行うべきことの把握）	➡ 第1章
	5. 業務の効率化・見える化を心がける	➡ p.132
	6. 親や家族とのコミュニケーション（親の意思や連絡方法を確認し、整える）	➡ 第1章
	7. 親の生活状況をよく観察し、さりげなく見守る	➡ 第1章
	8. 自分のワーク・ライフ・ケア・バランスをイメージする	➡ p.180
支える 介護が必要 なステージ	1. 職場の窓口や上司に相談する ➡ 両立課題の共有	➡ p.180
	2. 仕事と介護の両立支援制度の活用 ➡ 仕事と介護の両立プランをたてる	➡ p.133
	3. 職場の業務を調整する	➡ p.180
	4. 上司や人事部署への継続的な報告	➡ p.180
	5. 社内外のネットワーク作り ➡ 孤立しない	➡ p.180
	6. 自分自身の心身の健康管理	➡ 第4章

第3章 働きながら介護するための工夫

Point 30 仕事と介護の両立支援制度の基本

知っておきたい仕事と介護の両立支援制度

職場には、育児・介護休業法の介護休業制度による「仕事と介護の両立支援制度」が定められています。「介護のことを職場で話すなんて」と思う人も多いかと思いますが、これは法律で定められた権利です。

介護保険制度とともに職場の制度も組み合わせることで、「仕事を続けながら介護を行ってみよう」という意識も生まれます。まずは制度の基本を理解することから始めましょう。法定の介護休業制度の種類や内容は、次ページの表で確認してください。

この介護休業制度の対象者は、原則2週間以上にわたり常時介護を必要としている家族です。対象となる家族は、父母（配偶者の父母を含む）、配偶者、子、祖父母、兄弟姉妹、孫で、同居や扶養の有無は問いません。

両立支援制度の活用方法

次に、これらの制度を利用するときのポイントを紹介します。

●自分の職場の支援制度を早めに知り、備える

皆さんの職場では、どんな仕事と介護の両立支援制度が利用できますか？　介護休暇や介護休業などは、利用対象者、取得可能な期間や取得方法、支援内容が職場ごとに異なります。また、法定の制度以外に、介護のための特別休暇や積立休暇を取得できたり、介護理由での在宅勤務を認めている職場もあります。

128

介護休業制度※1

	制度	内容
育児・介護休業法	介護休業※3	要介護状態※2 にある対象家族 1 人につき、通算 93 日まで連続して取得できる。 3 回を上限として分割取得が可能。 原則として利用 2 週間前までに書面で事業主に申し出る。
	介護休暇※3	要介護状態※2 にある対象家族 1 人につき、1 年度に 5 日まで、2 人以上の場合は 1 年度に 10 日まで、1 日単位、または半日単位で取得できる。給与は基本的に無給。
	労働時間の短縮措置など	①短時間勤務、②フレックスタイム、③始業・終業時刻の繰り上げ・繰り下げ、④労働者が利用する介護サービスの費用助成、その他これに準ずる制度。 事業主は、3 年以上の間で 2 回以上利用を可能とする、上記いずれかの措置を講じる義務がある。
	時間外労働・深夜業の制限	労働者が請求した場合、1 か月に 24 時間、1 年に 150 時間を超える時間外労働、および深夜業をさせてはいけない（介護終了まで）。請求により残業の免除が受けられる。
	転勤の配慮	転勤の際には、事業主は労働者の介護の状況に配慮しなければならない。
	不利益取り扱いの禁止	制度を利用した労働者への不利益な取り扱いを禁じる。

※1　職場により対象者の範囲や制度の内容が異なる。

※2　要介護状態とは、負傷、疾病または身体上もしくは精神上の障害により、2週間以上の期間にわたり常時介護を必要とする状態をいう。常時介護を必要とする状態とは、要介護2以上または厚生労働省の「判断基準」に該当する場合。

※3　介護休業の取得期間が法定の93日を上回る企業や、介護休暇を時間単位で取得できる企業もある。

介護休業を利用した場合の給付金

	制度	内容
雇用保険	介護休業給付金	雇用保険の被保険者が介護休業を取得した場合に、一定の要件を満たせば介護休業開始前賃金の67%の支給を受けられる。 ハローワークでの手続きが必要。 介護休業終了後に離職の予定がある場合は、支給の対象とならない。

●職場の相談窓口を活用する

　制度は複雑で、どのように取得すれば効果的なのか、一人で考えることは難易度が高く、客観性も見失いがちです。働く人の介護の場合、会社への報告は必須と考えたほうがよいでしょう。上司や職場の相談部署などに相談し、いつ何を、どのように取得したらバランスがとれるのか、働き方を考えていきましょう。

　職場で得た情報を基に、担当のケアマネジャーに相談することで、さらによい両立プランを描くことが可能となるでしょう。

one point
私自身にも経験がありますが、介護の話は明るい話ではないため、職場では話しにくいものです。しかし、ここで相談できるか否かは、後々大きく影響するので、報告と考えて一歩前進しましょう。

●長期の介護休業よりも柔軟な働き方を工夫する

　介護休業は3回を上限として分割取得が可能となりました（2017（平成29）年1月から）。介護理由で長期の休暇がとれる制度があるのは安心ですね。

　しかし、この介護休業は、介護に専念するのではなく、介護初動の体制を整える準備期間として設けられています。長期間休業し職場から完全に離れることよりも、まずは急用に対応できる1日や半日単位での介護休暇や短時間勤務、始業・終業時間の繰り上げ・繰り下げ（時差出勤制度）、フレックスタイム制度を活用し、自分のライフスタイルにあった柔軟な働き方を整える意識を持ちましょう。

仕事と介護の両立支援制度の基本 Point **30**

●費用補助についても知っておく

　介護休業を取得した際、申請により受けられる経済的支援の「介護休業給付金」(参照 p.129) が67%に引き上げられました (2017 (平成29年) 1月から)。ハローワークに事業主を経由して申請しましょう。給付を受けられるのは介護休業取得後です。

　金銭的な支援を行っている職場はまだ少なく、家計を圧迫するため介護休業の取得をためらう人がいるかと思います。しかし、離職はさらに経済的ダメージが大きくなります。制度の活用を検討し、働きながらの介護を目指しましょう。

　介護休業給付金のほかに、介護見舞金や在宅サービス利用補助金、住環境整備支援金などが支給される企業もあります。

介護のヒント **介護とテレワーク**

　近年はテレワークを利用して、仕事と介護の両立を図る人がでてきました。テレワークとは、通信情報技術 (ICT) を活用した、場所や時間にとらわれない柔軟な働き方のことです。移動中にカフェなどを利用して行う「モバイルワーク」、本拠地のオフィスとは別の仕事スペースを利用する「サテライトオフィス」、自宅で仕事をする「在宅勤務」があります。

　テレワークを利用すると、次のような働き方ができます。

例1 午前中は半日介護休暇をとりケアマネジャーと打ち合わせを行い、午後からの半日は在宅勤務。
　➡ 終日休暇を取得しなくて済むので、精神的な安心感につながる。

例2 木曜の夜に実家に帰省し、金曜は1日在宅勤務。就業時間後から家族を介護。
　➡ 連日滞在できることで精神的肉体的な負担が軽減される。

　勤めている職場の制度を確認し、上手な活用を心がけましょう。

第 **3** 章　**働きながら介護するための工夫** ● **131**

●日頃から業務の見える化・効率化を図る

これらの制度をいざというときに活用するためには、日頃から業務の見える化や効率化を図っておくことが大切です。自分の担当業務は周囲にわかるようになっていますか？　周囲に相談していますか？　情報共有や連携の方法は？　会議やミーティングの持ち方は効率化が図られていますか？

あなたの職場でどんな働き方ができるのかを見直してみましょう。日々の働き方の工夫が、いざ介護が必要になったときに役立ちます。

⊙自分の働き方のチェックポイント

働き方	具体的問題点／改善点
☐ 日々の業務の効率化を意識している。	
☐ 時間内に業務を終え、オンとオフを切り替えている。	
☐ 会議や打ち合わせなどは、無駄なく短時間開催を心がけている。	
☐ いざというときに業務を他者に依頼できるよう、自分の業務の見える化を心がけている。	
☐ 仕事上で発生した困ったことなどを上司や同僚に相談している。 上司や同僚との信頼関係を築いている。	
☐ メールなど連絡の効率化を意識している。	
☐ 職場以外で働けるテレワークを積極的に取り入れている。 ・モバイルワーク ・在宅勤務 ・サテライトオフィス勤務	
☐ テレワーク中は親や家族の理解を得て業務に集中できるよう心がけている。	

Point 31 仕事と介護の両立プラン

働き方を工夫した両立プラン

　介護保険制度と職場の仕事と介護の両立支援制度の内容や取得方法を確認したら、次のステップは自分自身の「仕事と介護の両立プラン」です。

　たとえば、Bさんを例に考えてみましょう。会社員のBさんは、アルツハイマー型認知症の80代の母親を介護しています。要介護度の変化（要介護1から4）に伴い、両立プランも変更し、働き方を工夫しました。

Bさん・男性・会社員
実家から車で15分の隣町に在住。
二人兄弟の長男。
介護は弟と妻の3人が交代で、協力しながら行っている。
80代の父親が実家で母親と同居。

one point
在宅勤務（テレワーク）のフル活用で、金曜の朝から実家に移動したり、フレックス制度を利用して、状況に合わせて出社・退社の時間を調整したりできます。
病院の付き添いには介護休暇なども利用できます。
さらに、介護保険内・外のサービスも活用すれば、家事支援や配食サービス、地域サービスの傾聴ボランティアなどを利用して、自分の時間を確保することができます。

● Bさんの仕事と介護の両立プラン／ 要介護 1 の場合
◆1週間のスケジュール例

		月		火		水		木	
		母	Bさん	母	Bさん	母	Bさん	母	Bさん
早朝	4:00								
	6:00								
午前	8:00		出勤		デイケア送り出し				出勤
		訪問介護		デイケア		訪問介護		訪問介護	
	10:00				始業時間繰り下げ		在宅勤務（実家）		
			勤務	リハビリ食事入浴					勤務
午後	12:00								
	14:00				勤務				
	16:00								
夜間	18:00				実家立ち寄り食事支援				
	20:00								
深夜	22:00								
	0:00								
	2:00								
	4:00								

【母が利用したサービス】
訪問介護 3 回／週　デイケア 2 回／週
認知症カフェ 1 回／週

【B さんが利用した制度】
始業時間繰り下げ 2 回／週　在宅勤務 1 回／週

仕事と介護の両立プラン **Point 31**

金		土		日		その他、特記事項
母	Bさん	母	Bさん	母	Bさん	
	デイケア送り出し					家族での食事、外出、アクティビティなど各自でリフレッシュ
デイケア	始業時間繰り下げ	食事・外出・リフレッシュなど			自分の時間	父の外出時間確保のための留守番
リハビリ 食事 入浴	勤務	オレンジカフェ（認知症カフェ）				
	実家立ち寄り 食事支援					

【Bさんの支援内容】
デイケアの準備と送り出し　2回／週
見守り・付き添い・週末のカフェ参加・親との外出など　1回／週
実家に立ち寄り食事支援　2回／週

第3章　働きながら介護するための工夫　135

● Bさんの仕事と介護の両立プラン／ 要介護 4 の場合
◉1週間のスケジュール例

		月		火		水		木		
		母	Bさん	母	Bさん	母	Bさん	母	Bさん	
早朝	4:00									
	6:00									
		訪問介護（排泄・更衣・整容）								
	8:00		出勤		デイケア送り出し		出勤		出勤	
午前	10:00			デイケア	始業時間繰り下げ	訪問看護（リハビリ）				
	12:00	訪問介護	勤務	デイケア	勤務	訪問介護	勤務	訪問介護	勤務	
午後	14:00							保険外ヘルパー（自費）		
	16:00									
夜間	18:00	訪問介護		配食サービス		訪問介護		配食サービス		
	20:00									
深夜	22:00									
	0:00									
	2:00									
	4:00									

【母が利用したサービス】
[介護保険内] 訪問介護6回／週
訪問介護（モーニングケア）5回／週　デイケア1回／週
訪問看護（リハビリ）1回／週　訪問入浴1回／週
[介護保険外] ホームヘルパー1回／週
配食サービス2回／週　傾聴ボランティア1回／週

仕事と介護の両立プラン Point 31

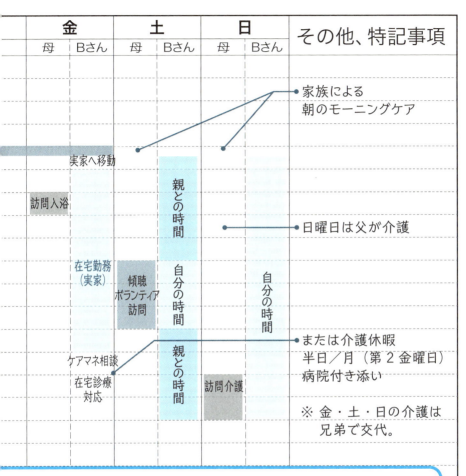

【Bさんが利用した制度】
始業時間の繰り下げ 1回／週　在宅勤務 1回／週　介護休暇 半日／月
その他、急な休暇や残業時間の免除申請

【Bさんの支援内容】
デイケアの準備と送り出し 1回／週　金曜から土日の介護や外出
ケアマネジャーや医師との面談・状況確認

第3章　働きながら介護するための工夫

自分自身の両立プランシートを作る

担当ケアマネジャーが作成するケアプラン(週間サービス計画表)をもとに、自分自身がどのような職場の制度を活用できるか書き込んでみましょう。

両立プランシートを作ることで、自分自身の介護と働き方をシミュレーションすることができます。付録のシートに記入してみましょう(参照 付録1)。

介護負担が誰か一人に集中しないように、介護チームのメンバーとの相談も必要となります。それぞれが担当できる役割、使える時間、費用などが見えてきます。

> 例
> - 【週2回】始業・終業時間の繰り上げ・繰り下げを活用し、朝食を一緒に摂りながらデイサービスの準備送迎を手伝う。
> - 【月1回】半日単位の介護休暇を使い、病院の受診送迎の付き添いを行う。
> - 【2週間に1回】介護理由での休暇を活用し、介護者である父のリフレッシュのため、留守番見守りを担当。父の傾聴も心がける。

◉両立プランシートを作成するための確認事項
- ☐ 介護が必要な人の状態とケアプラン
- ☐ 仕事と介護の両立をする上での希望や課題
- ☐ 業務上で自分自身が心がけたいこと
- ☐ 業務上で周囲に配慮したいこと
- ☐ 周囲に配慮してほしいこと　など

one point
このような点を明確にしておくと、両立プランがより作りやすくなるでしょう。人事担当者とともに作成している企業が増えてきています。一人で抱え込まずに相談してみてくださいね。

Point 32 遠距離介護に役立つサービス

遠距離介護の悩み

　同居、近居（近距離）、遠距離、施設入所など、介護の形はそれぞれですが、核家族化が進む日本では、離れて暮らす家族を支える遠距離介護に遭遇する人が多くいます。すぐに駆けつけられない、状況が見えにくい、罪悪感があるなど、さまざまな緊張や不安を抱えがちです。

　しかし、遠距離でありながらも上手に介護に参加し乗り越えている人も増えています。ポイントは、介護を受ける人と支える人、双方のニーズに合った制度やサービスを積極的に活用することです。

⬇ 遠距離介護のメリットとデメリット

メリット	デメリット
・親子が住み慣れた土地で生活できる。 ・今までと同じ暮らし（仕事）を大切に維持・継続できる。 ・人間関係を継続できる。 ・プライベートの生活を維持できる。	・離れているので親の状況が見えない。 ・緊急事態が生じた場合への不安がある。 ・遠距離を通う体力が必要。 ・帰省費用がかさむ。 ・諸事情で通えない。・罪悪感が消えない。

遠距離介護をサポートするサービス

　遠距離での介護を行う場合も、第1章で紹介した公的・民間などのサービスを、ニーズに合わせて積極的に活用しましょう。

　ここではさらに、遠距離介護に役立つサービスを紹介します。

●福祉車両のレンタカー

　遠距離を帰省した際、移動を支援する車の用意ができない場合があ

第3章　働きながら介護するための工夫　139

ります。そんなときは、車椅子でも乗車できる福祉車両を帰省先でレンタル※してはどうでしょう。回転スライドシートが用意された乗降しやすい車両もあり、外出がスムーズになります。

※ 参考 トヨタウェルキャブ（レンタカー）　https://toyota.jp/welcab/index.html
　　　 オリックスレンタカー（福祉車両）　https://car.orix.co.jp/price/welcab.html

one point
会社勤めの40代男性Oさんは、新幹線で2時間半かけ帰省した際、帰省先の駅隣接のレンタカーショップで福祉車両をレンタルし、別々の施設で暮らす両親と一緒にお墓参りに出かけました（参照 p.162）。車椅子のまま乗降でき、大変役立ちました。

● 外出の付き添い

　離れて暮らす親の病院受診では、通院先は複数箇所の場合が多く、「毎回休暇をとるわけにもいかない」「おぼつかない状態で心配」という声をよく耳にします。介護保険の訪問介護サービスでは、病院までの往復を移送するサービス（通院等乗降介助）はありますが、病院内の付き添いは原則行われません。

　介護保険外のサービスで費用はかかりますが、病院内での付き添いを行ってくれるサービスがあります。

　また、入退院の世話や入院中の生活支援を行ってくれる付き添いサービスもあります。働く人にとっては心強い味方です。仕事や家事を優先しなければならないときなどに活用することができます。

one point
訪問介護サービスでは、介護保険内のサービスと保険外のサービスを組み合わせることができます。たとえば、訪問介護の通院等乗降介助としての受診手続きのあと、院内介助の提供などです。現在利用している介護保険の訪問介護事業者やケアマネジャーに、サービスが可能か尋ねることから始めてみましょう。

遠距離介護に役立つサービス **Point 32**

> **介護のヒント** 日常生活の支援（時間預託制度）
>
> NPO法人ニッポン・アクティブライフ・クラブ（NALC／ナルク）（http://nalc.jp/）は、「自立・奉仕・助けあい」をモットーに、「時間預託制度」を活用した会員制の助け合いボランティア団体です。
>
> まず自分自身が、特技を活かして自分の住まいの地域でボランティア活動を行います。このサービスを提供した活動時間を点数としてNALCに預託（貯蓄）しておき、自分や親に介護や生活支援が必要となったときに、預託した点数を引き出し、サービスを受ける制度です。自分ができることでボランティアを行うと、離れて暮らす親が、その地域の会員からサービスを無償で受けることができます。
>
> 具体的には、植木の水やり、草取り、相談相手など。特に依頼が多いのは病院や施設への付き添いサービスだそうです。親の近くにいられない子世代にとっては、安心できるサービスのひとつです。

交通費の割引

介護にかかる経済的負担の中でも、介護帰省費用の負担は大きいものです。

現在、航空機では、JAL、ANA、スターフライヤー、ソラシドエアの4社が、介護帰省割引を行っています。最大40％近くの割引で、事前申し込みが必要なサービスとなってます。詳細については、各航空会社に問い合わせてください。

> **one point**
> 旅行会社のJR新幹線往復＋ホテルパックの格安プランなどを利用している人もいます。自分なりの方法で上手な節約を心がけられると、遠距離介護にも前向きになります。
> また、帰省費用を親から得て、定期的な帰省をプランしている人もいます。親子で話し合い、無理なく長期に続けられる方法を検討しましょう。

第3章 働きながら介護するための工夫

介護のヒント 鉄道会社のサービス

　残念ながら鉄道会社では、介護帰省割引を実施していませんが、エクスプレス予約（JR東海、JR西日本）や、えきねっとトクだ値（JR東日本）、回数券などで新幹線料金の節約ができます。

　また、男性65歳以上、女性60歳以上、または夫婦どちらかが65歳以上の人は、年会費3,670円で全国のJRを「片道・連続・往復」201km以上の利用の場合に、運賃、料金が割引になるジパング倶楽部※というサービスを利用している人もいます。

※ **参考** ジパング倶楽部　https://www.jr-odekake.net/cjw/otonavi/zipangu/

Point 33 認知症など判断能力の低下に備える

成年後見制度

相談内容のうち、家族の負担が最も大きいのは、認知症の症状への対応です。親が認知症と診断され、判断能力が低下した場合、金銭管理はどうなるのでしょう?

「親名義の預貯金の出し入れができない」「親名義の自宅の名義変更ができない」「親が詐欺に遭い高額な商品を何度も購入してしまった」などの予期せぬトラブルに遭遇します。

認知症や精神障害などの理由で判断能力が不十分な人は、預貯金や不動産などの財産の管理や、介護サービスの利用、施設への入所契約、遺産分割などの協議などが難しい場合があります。このような判断能力の不十分な人を保護し、支援する制度として「成年後見制度」があります。

この制度は大きく分けて「法定後見制度」と「任意後見制度」のふたつがあります。

● 任意後見制度

判断能力がある人が、将来に備えて自分で任意後見人を決めて契約します。

● 法定後見制度

「法定後見制度」は、すでに判断能力の低下している人が利用し、判断能力の状態に応じて「後見」「保佐」「補助」の3種類に分かれています。

制度を利用するためには、本人が居住する地域を管轄する家庭裁判

第3章 働きながら介護するための工夫 ● 143

所への申請（申立）※が必要です。申請から利用開始までは2〜4か月かかります。申請後、本人（被後見人等）を支援する人（後見人等）を家庭裁判所が選任します。

後見人等には、希望した家族が必ずなれるわけではなく、法律（弁護士や司法書士）、福祉（社会福祉士）の専門家や、その他の第三者が選ばれる場合があります。

※申請には費用がかかる。申請できるのは本人、配偶者、4親等内の親族など。

後見人等の主な仕事は、本人の預貯金の管理や不動産管理などの「財産管理」、介護サービスの契約、施設の入退所、病院の入退院などの契約・手続きなどの「身上監護」です。家庭裁判所への定期的な報告が必要です。また、一度成年後見制度の利用を始め、後見人等の支援者になると、簡単にやめることはできません。

この制度を利用することで、親などの本人の代理で契約などの法律行為をしたり、親の同意がない不利益な法律行為をあとから取り消したりでき、本人を保護・支援することが可能となります。

例 **症状：中等度の認知症**
父の他界2年後、母を呼び寄せ同居するため母名義の自宅の売却を検討したが、母の判断能力が低下し売却できなかった。

一人暮らしが心配になってきたため長男家族は母を呼び寄せ同居し、母名義の土地、建物の売却を考え、家庭裁判所へ成年後見開始の申立を行う。長男が保佐人に選任される。長男は家庭裁判所に相談しながら、母の居住用不動産※（自宅）を売却することができた。

※自宅など居住用不動産を処分するときは、必ず事前に家庭裁判所の許可が必要。自宅の売却やリフォームを行う際の契約では、名義人の判断能力を問われる。

認知症など判断能力の低下に備える Point 33

one point　親との同居を考え、親の自宅をリフォームする場合も、名義人が認知症などで判断能力が低下している場合は、リフォーム事業者との契約はできません。成年後見制度を利用することで、親に代わってリフォームや介護サービス利用の際の契約、毎月の支払いが可能となります。

● 成年後見人への費用

　弁護士や司法書士、社会福祉士などの専門家が後見人等になった場合、本人の財産から報酬が支払われます。報酬額は、家庭裁判所が判断し決定します。管理財産額によって異なりますが、月額の目安は2〜6万円程度です。

　親族も家庭裁判所に申立をすれば報酬の受領が可能です。

　また、身寄りのない人など申立人がいない場合は、市区町村長が申立を行うことができます。支援者には司法書士や社会福祉士などが選任され、施設の入所契約や各種介護サービスについての契約ができます。

⬇ 判断能力の低下に備える・対応する制度

判断能力
←不十分　　　不安　　　十分→

制度	成年後見制度（法定後見）	日常生活自立支援事業	成年後見制度（任意後見）
判断能力	預貯金や不動産管理など、生活に必要な手続きを行うことが難しい	契約や金銭管理など、日常生活に支援が必要	判断能力が低下した場合に備えたい
支援者	後見人・保佐人・補助人	生活支援員	任意後見人
申請	家庭裁判所	社会福祉協議会	家庭裁判所
相談※	地域包括支援センター 社会福祉協議会 ケアマネジャー	地域包括支援センター 社会福祉協議会 ケアマネジャー	地域包括支援センター 公証役場 法テラス

※相談窓口については「付録2」を参照。

第3章　働きながら介護するための工夫

日常生活自立支援事業

もう少し気軽に利用したい、日常生活においてお金のことでの心配事が多い、などという場合は、社会福祉協議会が提供する「日常生活自立支援事業」の利用をお勧めします。日常的な金銭管理や介護サービスの利用援助、年金証書や通帳、実印・銀行印などを預かってくれるサービスもあります。費用は1時間1,000円、書類預かり1か月500円などで、気軽に利用できます。

最寄りの「社会福祉協議会」に相談※して、申請を行うといいでしょう。社会福祉協議会が選任した生活支援員が、サービスを提供します。

※そのほか、相談窓口については「付録2」を参照。

財産管理委任契約

財産管理委任契約とは、自分の財産管理やその他の生活上の事務について、具体的な管理内容を決めて、代理権を与える人に委任するものです。

成年後見制度は認知症や精神障害などによる判断能力の低下があった場合に利用できるものですが、財産管理委任契約は判断能力が低下していない場合にも利用できます。財産管理の開始時期や内容を自由に決めることができ、死後の処理を依頼することもできます。

ただし、成年後見制度のような公的監督者はいません。成年後見制度に比べて自由度が高い制度ですが、利用を検討する場合には、法律の専門職（弁護士、司法書士など）や、住んでいる地域の社会福祉協議会窓口に相談してください。

民事信託（家族信託）

信託とは、介護の世界では耳慣れない言葉ですが、将来の認知症に備えて誰でも使える便利な仕組みです。財産などを持っている「委託

者」（主に親）が、元気なうちに財産（お金、土地、建物）の名義を信頼できる「受託者」（主に子）に移し、自分に代わって財産管理や運用、売却などを行ってもらう制度です。

たとえば、預貯金と不動産を所有していた親が認知症になった場合、預貯金の出し入れや不動産の売却などの契約行為は、家族であっても行うことはできません。成年後見制度の活用が必要です。

しかし子を受託者として、不動産や預貯金の管理などを親のために行えるという信託契約をしていれば、介護施設への入居金や月額費用準備のために親の自宅を売却することもできます。これにより、受益者である親は安心して暮らし続けることが可能となります。

家庭裁判所や役所の手続きは不要ですが、双方で交わす契約書が必要です。相談費用の多くは無料なので、公正証書に残すなどの工夫も必要です。検討する場合は、民事信託に詳しい弁護士や司法書士に相談してください※。また、家族間での十分な話し合いも必要です。

※ **参考** 家族信託普及協会　http://kazokushintaku.org

民事信託のイメージ

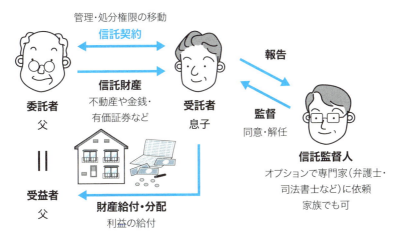

Point 34 両立の実践事例

仕事と介護の両立の実際

これから紹介する実践事例

介護の状況	両立のポイント	介護者	
遠距離／別居	職場の制度活用	Gさん・女性（50代）	
遠距離／別居	保険内・外サービス活用（見守りサービスなど）	Sさん・女性（40代）	
近距離／別居	保険内・外サービス活用（自費ホームヘルパー）	Iさん・男性（40代）	
同居	保険内・外サービス活用（自費ホームヘルパー）	Mさん・女性（40代）	
近距離／別居	両親の気持ちに寄り添いながら	Aさん・女性（50代）	
近距離と遠距離／別居	地域・職場での相談、複合的サービス活用	Kさん・男性（40代）	
同居	離職前に会社に相談	Fさん・女性（40代）	
同居	仕事と介護の両立の意識を持ち続ける	Yさん・男性（50代）	
遠距離／別居	相談機関を活用し働きながらの介護をマネジメント	Oさん・男性（40代）	
同居	日頃のコミュニケーションと暮らしのバランス	Rさん・女性（40代）	
近距離／別居	親にあったホーム選び	Nさん・男性（40代）	

両立の実践事例 **Point 34**

　ここからは、仕事をしながらの介護について、具体的に考えていきましょう。それぞれの介護の悩みと工夫、働き方を紹介していきますので、参考にしてください。

要介護者と介護の状況	参照
母が癌を発症し要介護状態に。その後、父にも癌がみつかる。	**Point35** ➡ p.150
片道約3時間の郷里に両親が暮らす。母は要介護1、若年性認知症を発症。	**Point35** ➡ p.152
近居にて両親が暮らす。母は認知症、要介護状態に。	**Point35** ➡ p.153
母は認知症で要介護4。訪問介護を24時間体制で利用(保険内と保険外)。	**Point35** ➡ p.154
車で約1時間の隣市に両親が暮らす。大腿骨骨折で退院後、母が認知症で要介護1に。	**Point35** ➡ p.155
父は認知症を発症し在宅介護を経てグループホームに入所。父の逝去後、介護していた母の持病が悪化し医療と介護が必要な状態に。	**Point35** ➡ p.157
脳梗塞と心臓疾患で入院したのをきっかけに、父が要介護状態に。その2か月後には退院を迫られる。	**Point35** ➡ p.159
要介護2の父を残し母が急逝。入院後に施設探しが必要となる。	**Point35** ➡ p.160
母の認知症発症後、父も脳梗塞を発症。2人同時に介護が必要な状態となる。	**Point36** ➡ p.162
夫婦とも40代。まさかの脳出血で夫が緊急入院。寝たきりで要介護状態に。	**Point37** ➡ p.168
一人暮らしの父。加齢とともに生活に支援が必要となる。呼び寄せ近居を経て、介護付有料老人ホームに入居。	**Point38** ➡ p.171

第3章　働きながら介護するための工夫　149

Point 35 【実践事例❶】両立のポイント別の工夫

※ ここでは実際の事例の一部を、テーマに合わせて改変して紹介している。

🌙 職場の制度を活用／介護休暇・介護休業

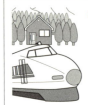

Gさん・女性（50代）・事務職の遠距離介護

突然の体調変化で受診、癌の診断を受けた母に介護が必要となる。その後、主たる介護者であった父にも癌が見つかる。郷里までは約3時間。働きながら東京と静岡を往復し、両親の遠距離介護を3年間行う。

● 工夫したこと

元気だった親のまさかの介護に混乱したが、同級生から地域の相談機関について情報を得られたため、郷里の地域包括支援センターに足を運び、それからは介護体制の準備が進んだ。

会社の介護休業制度があることも友人から情報を得ていたため、会社に報告し相談。1年に5日の介護休暇を取得し、受診やデイサービスの付き添い、ケアマネジャーとの面談などで活用した。

母の介護をしていた父にも癌が発症し、介護休暇は母と父を合わせて10日取得。主たる介護者の姉（北海道から支援）は、介護中にうつとなり北海道に戻る時期もあった。両親の終末期には連続して取得できる介護休業も93日取得。兄、姉と協力しながら両親の在宅介護を行えた。

後半に利用したプロ（訪問介護、訪問看護）の介護技術は素晴らしく、助けられた。介護が始まってからは学ぶ余裕はなく、自己流の介護を続けるしかない。もっと早い段階から介護技術を学んでいれば、介護される親も楽だったのではないかと思った。

【実践事例❶】両立のポイント別の工夫　Point 35

> 先が見えず無我夢中の数年間、特に精神的に辛かったが、仕事を辞めずに介護を続けられた。情報や知識を得ておくこと、相談やサービス活用の大切さを身に沁みて感じた。

one point

介護については自分事として考えていなかったというGさん。友人、知人など、日頃からの人間関係が活き、役立つ情報が得られました。離職を考えた時期もあったようですが、会社にも相談し周囲の協力を得ながら会社の制度活用を心がけ、離職を避けることができて本当によかったと思います。

介護休業期間が終了する頃でも介護は終了とならず、大変であったことでしょう。介護休業を活用する時期、タイミングは、誰にとっても難しいと思います。2017（平成29）年より3回を上限として分割取得が可能となりました。取得する際には会社に相談し、初期から各フェーズに合わせて両立プランを描きましょう。

兄姉との協力関係だけでなく、さまざまな介護関連職との連携ができ、チームで介護に望めたことや専門的知識を得られたことも、両立できた理由だったと思います。

介護のヒント　民間介護保険

　介護を考えたとき、私たちができることは、将来要介護状態にならないよう健康作りを心がけること、介護が必要となったら介護保険内のサービスを活用することです。しかし介護財政は逼迫が予想され、私たちの大きな不安は介護にかかる費用でしょう。

　近年は自助努力として、民間の生命保険会社による介護保険、つまり公的介護保険を補完する保険に加入し、介護や認知症に備える人が現れ始めています。公的介護保険とは異なり、補償内容や該当する要介護状態、認知症の程度、保険期間などは各保険会社ごとに定められています。

　また、仕事と介護を両立する人を支援する保険商品も開発され始めています。年金や預貯金、介護者の有無などを総合的に検討し、ライフプランのひとつとして介護のお金に備えることも大切です。

第3章　働きながら介護するための工夫　151

保険外のサービスを活用／見守りサービス、手作り料理の定期便

> **Sさん・女性（40代）・会社員の遠距離介護**
> 車で約3時間の郷里で両親が暮らす。母は若年性認知症を発症し要介護1。主たる介護者は父だが、週に2〜3日は就労。電車または車で、月に1〜2回帰省している。

●工夫したこと

父の介護負担軽減を考慮し、就労を続けられるようデイサービスを週3回利用している。保険外サービスでは、携帯電話を使った見守りサービスと、料理はできなくなったが家庭料理の味を好む両親のために、自宅で調理した惣菜を冷凍保存宅急便で、親への気持ちを添えて定期的に届けている。母を支える父への声かけも欠かさない。

●職場の制度

自分の体調管理もあり、無理せずに休暇を取得している。仕事と介護の両立のための会社の制度は利用していないが、上司には報告し、将来的には介護休暇や介護休業の可能性があることも伝えている。今後必要に応じて休業制度を活用し、両立を維持したい。

ただ、周囲からは「なぜ娘のあなたが実家に帰らないのか」と言われることもあり、周囲に話すことで傷ついた面もある。

> **one point**
> 遠距離介護ながらも、保険外サービスを上手く活用して両立しています。万歩計のついた携帯電話で父親の歩いた歩数が毎晩確認できるなど、上手な通信機器の活用が、母親の支援とともに介護者である父親の健康管理や、親子のさりげないコミュニケーションにつながっています。Sさんの愛情を届けられていることで、絆を深めていることを感じます。

【実践事例❶】両立のポイント別の工夫 Point 35

保険外のサービスを活用／オーダーメイド家事支援

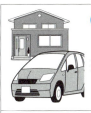

Iさん・男性（40代）・フリーランス（講師業）の近距離介護

近居にて両親が暮らす。母の認知症発症後、介護が必要となり、近距離から支援中。

● 工夫したこと

フリーランス（個人事業主）のため職場の制度は利用できない。親の状況を見ながら仕事量を調整している。

介護者である父はもともと家事を担っていなかったため、母の介護とともに両親の生活支援が必要となった。自分が行うこともできたが、早い段階からホームヘルパー（自費）による介護保険外サービスの家事支援を活用している（母は介護保険内で訪問介護の利用が可能だが、自立している父は受けられないため）。

特に両親の食事について、保険内では賄えないオーダーメイドの家事支援をお願いしている。保険内との大きな違いは、ホームヘルパーを専任でお願いできている安心感。

自分自身は定期的に母の入浴介助を行うことで、仕事をしながら支援している。

one point
保険外サービスの費用は保険内よりもかかりますが、サービスの範囲は制度で縛られていないため柔軟に依頼ができます。
自分の役割とサービス活用の役割を明確にしているIさん。そのため自分の時間を調整しながらも安心して仕事が行えています。どこに費用をかけるのか、誰が何を行うのかを考えた結果、自分で抱えすぎない素晴らしいマネジメントができています。

第3章　働きながら介護するための工夫

🌀 保険外のサービスを活用／複数のホームヘルパー活用

Mさん・女性（40代）・会社員の在宅介護

認知症の母は要介護4。デイサービスに馴染めず保険内と保険外（自費）の訪問介護を24時間体制で利用。3人のホームヘルパーが交替で泊まり込み、費用は月約30万円。親の年金と預貯金で賄っている。

● 工夫したこと

　母は徘徊や興奮状態が続いたが、人の世話になることを嫌がり、要介護認定を受けるまでは2年以上の時間を費やした。仕事からの帰宅後には、ホームヘルパーとの交換日誌や出納帳のチェックを欠かさない。母の状態がひどいときに介護休業を利用し母の近くにいる時間を設けたが、母の状態は安定しなかった。自分が抱える介護で限界をみたため、離職して介護に専念することは考えられない。

　ホームヘルパーによる保険外のサービスを積極的に活用し、自分の趣味活動の時間も週に1日は継続して確保している。

one point
介護には親との距離も大切です。特に母と娘の介護では、私がしなくてはと、いつしか抱え込んでしまいがちですが、その失敗の経験から上手な距離感を工夫されたケースです。
経済的な余裕がない場合でも、地域における互助（町内会、民生委員、地域ボランティア）を活用しながら暮らし続けている人もいます。

両親の気持ちに寄り添いながら介護する

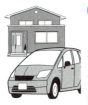

Aさん・女性（50代）・看護教員の近距離介護

車で約1時間の隣市に暮らす母が、大腿骨骨折のため手術。退院後、父より母の様子が「まだらぼけのようでおかしい」との連絡が入る。アルツハイマー型認知症で要介護1と認定されたため、ケアマネジャーを選んで契約。デイサービスの利用が始まる。デイサービスは嫌がることも多く、最近は訪問看護を週に1回導入。自宅でのリハビリを開始し、看護師の相談相手も確保するなど、サービスを活用しながら仕事も継続。母の介護中に老犬の介護、義父の入院・施設探し・介護・看取りなどにも遭遇し、すべてが並行して同時に進んだ。

● 工夫したこと

週に1回、仕事帰りに両親宅に立ち寄り、共に夕食を摂りながら家事支援や見守りの時間を確保できるよう、無理のないスケジュールをプラン。これまでできていた家事ができなくなる母に戸惑うが、支援の際には自分が行うのではなく、母とともに食事作りや片付けを行うなど、母の楽しみや役割を奪ってしまわないよう心がけている。

また、介護者である父のストレスにも配慮。父が本音で母の変化や介護の辛さを吐露できてからは、親子の絆も深まった。本音を話せるように、父が一人の時間に電話することなども心がけている。

外出時に母が感じる不安に対しては、民間警備会社の防犯システムに加入し、「防犯システムに入っているから大丈夫」を繰り返し伝えた。それにより母も安心し、一緒に外出できている。

● **両立できている理由**

　常勤職員ではないので職場の介護休業制度は活用できないが、仕事量の調整ができた。家族の状況を話すことで、職場や周囲の理解を得られ、働くことにも安心感を得られている。

　両親の家への立ち寄りなど介護時間の確保に関しては、家族の協力や理解が得られていることが大きい。妹とも連携ができ、助かっている。

　また、早い段階で両親と今後の過ごし方（介護・医療・葬儀・延命治療・後見人等）の話し合いができた。エンディングノートを渡すと父が記入した。両親と日頃からコミュニケーションをとり、親の考えを知っていたことは、いざ介護となったときに大変助かっている。介護と看護の世界は大きく異なる。相談できる友人（介護専門職）がいたことが大きく影響した。

● **仕事と介護の両立を目指す人へ**

　介護が必要となったら一人で背負わずに、介護サービスや民間のサービスを活用し力を借りること。何でも話せる人を作っておくことも大切。

　そして、驚きや戸惑いの連続でも、この経験は将来の自分のあり方を考える力を親が与えてくれているのだと思い、できることを無理せずに行う意識を持つことが大切だと、日々感じている。要介護状態になった親の支援だけでなく、共に生活しているもう一人の親の気持ちに寄り添って支えていくことが大切。

one point　介護8年目を迎えたAさんは看護師でもあり対人援助のプロですが、両親の介護では、専門職としてではなく、子としてサポートを考え支援することの大切さを学んでいるとのこと。もともと持っていた自分の知識や経験を活かしながら、他の人の意見も取り入れて介護に向き合っています。
介護中にも大学で学び、ケアマネジャーの試験にチャレンジして見事合格したAさん。働きながら、家族を支援しながら、学びながらと、ながら介護を見事に行い、両親を支えることを前向きに捉えています。介護中だからこそプラスがある、という介護への向き合い方や心の姿勢は、働く人に勇気を与えてくれますね。

【実践事例❶】両立のポイント別の工夫 Point 35

🌀 状況に応じ複合的にサービスを活用／在宅・施設・職場

Kさん・男性（40代）・会社員の近距離と遠距離の介護

定年退職後、父が認知症を発症し、デイサービスの利用を試みたが症状は進行。徘徊により在宅介護は限界となりグループホームに入所した。その後、症状は改善傾向にあったが、誤嚥性肺炎を発症し入院。入院後5日目に父は永眠した。

父の逝去後、母の持病が悪化し、要介護状態となる。同居を勧めたが、母は住み慣れた団地で暮らすことを希望し、週3回の訪問介護と訪問入浴サービスを受けながら自宅で一人暮らしを継続。姉（長女）が頻繁に自宅を訪問し、自分（長男）も働きながら介護に参加。やがて癌の末期ステージとなり近隣の医療機関で最期を迎える。

●工夫したこと

介護保険の訪問系サービスを積極的に活用した。姉との協力関係は大きく、自分は仕事帰りに立ち寄って食事をするなど共にいる時間を心がけた。

母の状態が悪化したころに転勤となり、仕事帰りに立ち寄ることはできなくなったが、週末には、自分の家族と共に母との食事をプランした。会いに行けないからこそ、日々のメールや電話で母を見守り支え続けた。

●職場の制度など

会社には介護に限らず「自分のこと語ろうミーティング」があり、上司やチームメンバー皆に、普段から介護のことは話していた。しかし、一人ひとりが業務を抱えていて介護休業はなかなか取れる状況にはない。

2013（平成25）年頃から始まった母の支援。4年後に癌の進行による転移を医師より告げられた際、母の最期に寄り添いたいと離職の意向を

伝えたところ、人事部長は離職せずに介護休業の利用、もしくはカムバック制度※の利用をアドバイスしてくれた。考慮の末、離職せずに介護休業93日の申請を行った。肺がんの末期で苦しむ母親はモルヒネを使い始め、介護休業利用開始の3日前に病院で息をひきとり永眠した。

●仕事と介護の両立を目指す人へ

　介護休業制度など職場の制度は知っていたが、母に残された時間が短いことを告げられると、精神的にも追い詰められ、もう仕事を辞めてしまってもよいという気持ちだった。しかし、上司の勧めで両立の決意ができ、離職を思い止まることができたことは、今は良かったと思っている。

　また、母の介護が終了してから親の住まいや遺品を片付けることに、時間や労力を費やした。人が亡くなったあとには諸々の手続きが必要で、住まいの片付けも姉と二人がかりで行っても大変な作業だった。子供の頃に家族で過ごした自宅をゼロにすることは、自分にとって拠り所となる居場所がなくなり心理的な空虚感も伴う。しかし、母が亡くなったあとに十分な時間がとれたことは、その後に仕事を続けていく上でも大きかった。

　母は亡くなる2年前から預金口座を姉に預け、証券関係は自分（息子）に預けていたので大きなトラブルもなかったが、介護のことだけでなく、遺品整理、財産、葬儀なども、生前に確認しておく大切なことであると思う。

※カムバック制度（退職者再雇用制度）は、介護終了後に会社に復職ができ、給与や地位も変わらないという制度で、Kさんの職場に導入されていた。
　妊娠・出産・育児または介護を理由に退職した人が、希望により再雇用される「再雇用制度」を設けている事業主も増えてきている。

one point

会社の労務に詳しいKさんだからこそ、自分の介護休業制度の取得は相談しにくく、離職を考えられた気持ちもよくわかります。
会社の制度活用を勧めてくれた上司も素晴らしいアドバイスをしてくれました。日頃からKさんと上司が良い人間関係を作っていたことも影響したことと思います。
会社独自の制度を知り、活用する勇気も大切でしょう。

両立がうまくいかなかったケース／離職

Fさん・女性（40代）・会社員の在宅介護

　脳梗塞、心臓疾患で入院した父は、すぐに転院を迫られたため、誰が介護を担うかで家族、親戚中が慌てた。転院先を探しながら介護の準備が始まったが、病院のソーシャルワーカーなどへの相談では、逆に振り回されて混乱した。

● 仕事と介護の両立を目指す人へ

　「女性で独身なのだからあなたが仕事を辞めて介護するべき」と親戚中から責められ離職。その後、親とともにひきこもり、介護うつになった。

　離職の際、会社には相談しなかった。もっと良い相談相手に出会っていたらと、そのことが悔やまれる。

one point
現在は「地域包括支援センター」や職場の相談窓口などが設けられています。職場での相談も、行いやすい体制が整えられつつあります。必ず相談しましょう。
介護離職者は女性が多い現状ですが、男女問わず、親の介護に向き合うことが大切です。介護は女性が行うべきものなどという固定観念に囚われないようにしましょう。

Yさん・男性（50代）・会社員の在宅介護

要介護2の父を残し母が急逝。訪問介護を利用して働きながらの介護を続けていたが、緊急入院したあとに入れる施設がなく、介護休業も残り少なくなったところで、会社には引き留められたが迷った末に退職金を得て退職した。

● **仕事と介護の両立を目指す人へ**

ケアマネジャーのアドバイスにより離職をした。介護に追われてしまい、立ち止まって考える余裕もなかった。

介護が必要になったら、必要な情報を集め、今の自分の生活（仕事・介護）をどうやったら両立していけるかを考えて、介護に臨むことがとても大切だと実感した。自分なりの生活を考えてほしい。

one point

ケアマネジャーは労働に関するプロではないため、在宅介護が長期にわたり重い状態となってきたときなどに、介護される人のことを思って、離職を勧めるケースもあります。
介護のために離職をしても、生活は継続できません。介護には経済的な基盤が必要です。離職する前に、ケアプランの変更や働き方の工夫など、最善の方法を考えましょう。

【実践事例❶】両立のポイント別の工夫

Point 35

由里子流！疲れた自分への処方箋④

●体をほぐし心もリラックス

懸命に走る続ける毎日、緊張して体がガチガチです。リラックスを取り入れて、体と心をほぐしたいものです。そのために続けたいことは、こまめに体の声を聴き、そして緩めること。私は介護中もヨーガに通い続け、体と心をほぐす時間作りを心がけました。ヨーガは朝の目覚めのときや就寝前など、ちょっとした時間で気軽にできます。

体を動かしよく笑い、栄養バランスを整え、そして睡眠をとる。温泉、マッサージ、森林浴など自分なりの方法でリラックスを心がけましょう。

●優しい音を聴く

ストレスや疲労を感じたとき、温かいお茶を入れて音楽を聴く。何よりもホッとする瞬間です。

子供の頃から音楽好きだった私。介護中も、同じようにいつも音が身近にあり音楽に救われました。帰省の際のお土産には心地の良い音楽を持参したものです。介護中、家族全員が気に入ったのは穏やかな波の音。父の元気を引き出したのは母校の校歌、チャイコフスキーの「1812年（序曲）」、ドヴォルザークの交響曲第9番「新世界より」。どの曲も、耳になじみのある想い出の曲ばかりで、その時代を回想していました。父と私、最初で最後のアンサンブルは「アメイジング・グレイス」。父は得意のハーモニカを、私は12歳から続けているフルートで。介護の終盤、人生の終わりが見えてきた頃、父への贈り物は、母に子世代3人でプレゼントしたエレクトーンの生演奏。「生演奏はいいね」と父が拍手。消えようとしている父の心と体が動いた瞬間でした。こうして介護する人もされる人も、いつもと同じように音を楽しみ癒やされることができました。

懐かしく美しい音楽、優しい会話、季節を告げる自然の音、リズミカルな暮らしの音。私たちの周りにはさまざまな音があり、日々の暮らしに大きな影響を与えています。

第3章　働きながら介護するための工夫　●　161

Point 36 【実践事例❷】
働きながら両親を支える O さんの遠距離介護

Oさん・男性（40代）・介護歴14年

仙台市生まれ　神奈川県在住　都内の企業に勤務
家族構成：妻　娘　息子
兄弟姉妹：兄（別居）

　私の両親は郷里仙台で二人暮らしをしていました。若い頃には新聞社の秘書として活躍していた気丈な性格の母。77歳頃よりもの忘れが多くなり近医の心療内科、脳外科を受診。「老人特有の症状」と言われたのみで対応が遅れました。その2年前には父（78歳）が脳梗塞を発症し右麻痺という状態でした。電車で4時間、責任ある仕事のプロジェクトを抱えながら両親の生活を見守る遠距離介護が始まりました。

【ポイント】
- 両親、それぞれに必要となった遠距離介護。
- 郷里と会社の相談機関の活用。専門職を味方につけ知識を得る。
- 仕事を継続するという意識を持ち続ける。

🌙 遠距離介護で働きながらOさんが行ったこと

　都市開発の技術職として活躍していた働き盛りのOさんが直面した介護は、両親とも同じ時期に始まり同じ頃に終えることとなりました。14年もの長い間、常に自分なりの方法を探し出し、親と自分の家族を支え、仕事と介護の両立を継続したのです。

【実践事例❷】働きながら両親を支える O さんの遠距離介護 Point 36

● 相談できる体制を作る

　まず O さんは専門家に相談できる体制を整えました。遠距離介護の場合は、親の地域の地域包括支援センターや担当ケアマネジャーなどと、職場の介護相談デスクの両方を活用することが賢明です。

　近年、介護相談や仕事と介護の両立デスクを設置している企業も増えてきました。自分の勤めている職場に介護相談があるか、相談方法は電話、メール、面談などどんな方法か、確認しておきましょう※。働き方など労務の専門相談と介護の専門相談を使い分けることができれば、なお望ましいですね。インターネット上の情報の場所も確認しておきましょう。

　電話やメールだけでは解決できないことも多く、O さんは計画的に休暇を取得し郷里にも足を運びました。忙しい中でも顔を合わせて相談する時間を大切にしたことは、結果的に親の状態をよく知っている専門職と信頼関係を築くことができ、安心してサポートを継続することにつながりました。

※東京都などの自治体でも、無料電話相談デスクを開設している。
　参考　とうきょう介護と仕事の両立応援デスク
　　　　http://www.hataraku.metro.tokyo.jp/kaizen/ryoritsu/kaigo/ouendesk/

one point
介護理由での休暇を積極的にとりましょう。
相談場所を確保し、相談員の力を活用しましょう。

● 自分に合ったサービスの利用

　ケアマネジャーのケアプランに沿い、在宅介護を遠距離から支援していましたが、父親の健康状態の悪化により両親は別々の介護施設に入居することとなりました。父親は特別養護老人ホーム、母親は自宅近くのグループホームと、O さんの通い先はふたつの異なる施設にな

第 3 章　働きながら介護するための工夫　163

りました。

　高齢期に両親が異なる環境で暮らすことは想像もしていませんでしたが、入居先を検討する際には専門家や郷里の友人などの力を借り、確認しながら進めました。そのため最善最短の方法で臨むことができ、施設の選択には納得することができました。

　帰省時には郷里の駅近くで福祉車両をレンタル（参照 p.139）し、まずは特別養護老人ホームに向かい車椅子の父親を乗せ、次に母親のグループホームへ。両親と家族みんなでお墓参りへ向かいました。見慣れた景色、空気、先祖との会話や祈り。わずか数時間でも、両親が共に過ごせる幸せな時間であったと思います。

　嬉しかったことや上手くいったことを、誰かに話せる場所も必要ですね。

> **one point**
> 両親の施設（特別養護老人ホームとグループホーム）には毎月約30万円かかり、親の年金では賄えず、子代からの支援も難しい状況に。Oさんは親の住んでいた住宅を賃貸に出し、その賃貸収入を施設費用の不足分に充てることができました。
> 介護、住まい、医療、財産など総合的にマネジメントを行いながら、専門家に相談し選択し続けた行動力は、親を支え、自らを守る力になります。

● 家族との関係

　両親の介護期間中、兄弟間での話し合いも何度か行われました。仕事を辞めて介護に専念し同居するという兄の意見にOさんは反対。残念ながら最後まで意志統一はできないまま平行線をたどりました。

　介護はチームを組むことができれば何倍もの力になりますが、まさか兄が離職を考えるとはOさんにとっては大きな驚きと困惑です。

　介護に対する考え、仕事と介護の両立への考えは、元気なうちに話し合っておくことができると、いざというときに皆で力をあわせて進むことができます。しかし、実際には各家庭の事情やこれまでの関係

【実践事例❷】働きながら両親を支える O さんの遠距離介護　Point 36

により、さまざまな状況が展開します。O さん兄弟はそれぞれに遠距離介護を続けました。

　もし家族間で同じ方向を向くことができなかったとしても、相手の意見を変えようとするより、自分ができることを行っていく気持ちが大切なのではないかと思います。いつか冷たい雪が溶ける場面もあるかもしれません。

one point
介護に関する意見の食い違いを小さくするには、元気なうちから家族間で、いざというときの役割分担などを話し合っておくといいでしょう。
それでも、場合によっては割り切りや諦めが必要となる場面もあります。

仕事と介護を両立するための工夫

　O さんは14年間もの間、仕事と介護を両立し、自分のキャリアを育てながら遠距離介護を続けることができました。O さんが仕事と介護を両立できた理由、O さんを支え続けたものは何だったのでしょうか。

　相談機関を活用し専門職を味方につけることにより、全体を確認しながら進めるマネジメントが可能となりました。

　社内人事部が開催する介護セミナーには毎回参加し、知識や情報を積極的に得られたことは、行動の裏付けとなりました。

　また、職場では介護をオープンにしました。上司にも定期的な報告を心がけ、上司や同僚とのコミュニケーションをとれたことが、職場に迷惑をかけるのではないかという不安の中でも、仕事を続けていく支えとなったようです。

　遠距離にある郷里に通い、両親それぞれの施設介護を支援していた O さん。企業内の相談に訪れる際には、帰省時の行動チェック表を必ず持参し、行うべきことに漏れがないか、相談先や方法に間違いはないかを一つひとつ確認されました。

第3章　働きながら介護するための工夫　165

親を支えるためには介護のみならず、医療、住宅の管理や片付け、遺言書の作成など、さまざまなことが必要となります。確認先も内容も多岐にわたります。いつ、どこで何を行い、担当者・確認者は誰か、必要なものは何かなどを時系列にまとめて書き出しておくと、行動とともに、人、モノ、お金など頭の整理ができます。遠距離先での行動も漏れなく効率よくスムーズに行えることでしょう。

介護のヒント 帰省時の行動チェック表（Oさんの例）

日時	内容	場所	相手先	
1月27日 13時	先祖法要	△寺	TEL：022-2222-2222	
1月27日 16時	親の住居荷物の引っ越し	◯◯	引っ越しセンター	
1月27日 未定	不用品仕分け作業	◯◯	Hさん（近所の方）	
1月28日 未定	本の買い取り	◯◯	仙台市×× TEL：022-3333-3333	
1月28日 未定	所有権移転・公正証書遺言書作成	ケアセンター	司法書士A氏	
1月29日 15時	住宅リフォームの内容検討	実家	◯◯◯リフォーム会社	
1月30日 10時	母の面会 ターミナル対応調整	グループホーム	Bケアマネジャー	
1月30日 13時	父の面会	特別養護老人ホーム	Dケアマネジャー	

【実践事例❷】働きながら両親を支える O さんの遠距離介護

Point 36

これから介護を行う人へ

　Oさんは、「働きながら介護を行うなら、親が元気なうちから老後をどう暮らしたいか話し合っておくことが大切です。14年間の介護が両親にとって優しい、居心地のよいものだったのか、安らかに旅立っていったのか、わからないままでいます」と、また、「親を思う気持ちだけで介護はできません。介護も仕事と同じマネジメントです。マネジメントしながら、仕事は必ず続けてください」とも話してくださいました。貴重な体験をされたOさんの心からの声、参考にしてください。

	段取り	費用	備考	チェック
	○	5,000 円	供花準備要	○
	○	42,000 円	到着は翌週土日（調整中）	○
	○			○
	○			○
			公正証書遺言書必要書類	
	見積依頼		修理・交換が必要な場所：××	
	○		在宅診療医（C氏）延命治療に対する意思表明書類持参	
	○		近況の確認孫の近況報告	

第 3 章　働きながら介護するための工夫　167

Point 37

【実践事例❸】
40歳で脳出血 働きながら夫を支えるRさんの介護

> **Rさん・女性（40代）・介護歴5年**
> 千葉県出身　千葉市在住　行政職員
> 家族構成：夫　長女（小学生）　次女（幼稚園児）

　中小企業の営業職として働いていた夫は現役スポーツマン。優しい父親でもありました。ある日突然、家族との外出先で歩行困難となり救急搬送。脳出血の診断にて入院。大混乱の中、一命はとりとめたものの、自分では寝返りも打てず会話もできない状態になりました。食事は経管栄養です。

　まさかの夫40歳の介護に直面した私は、勤務先の職場が変わったばかりで、学校の役員の仕事や子供の入園式といくつもの役割を抱え、一体これからどうしたらいいのか、不安に押しつぶされそうになりました。

【ポイント】
- 40代夫の介護。介護保険と医療保険の活用で、リハビリテーションができる暮らしの環境を整える。
- 本人（要介護者）の役割、周囲（介護者）の役割を間違えない。
- 介護者が意識的に周囲とコミュニケーションをとることで生まれたつながりに感謝。

【実践事例❸】40歳で脳出血　働きながら夫を支えるRさんの介護

夫の介護で働きながらRさんが行ったこと

　高血圧を指摘されていても、まだ若いから大丈夫だろうと受診治療をしていなかった夫を心配してはいたものの、突然の脳出血発症という事態に涙がとまらなかったと、Rさんは話してくれました。

　自宅に帰ることを目標に懸命にリハビリを行ったRさんの夫は、発症から1か月半後にリハビリ専門病院に転院しました。そして約5か月後には「要支援2」と認定され、退院して自宅に戻りました。夫の介護と子育てと仕事、すべてが同時に進みました。

●必要な時期に申請を行い、要介護認定を受ける

　Rさんは入院直後に度々病院から要介護認定を受けることを進められましたが、発症直後は介護ではなく医療が必要な時期です。要介護認定を受けても、寝たきりの要介護5と判定されるでしょう。

　そこで、発症から約5か月後、状態も安定し自宅に帰る見通しがついた頃に要介護認定を受け、要支援2と認定されました。病院側には要介護認定を行うタイミングを確認しましょう。何度も申請を受けることは、忙しい家族にも事務的な負担がかかります。

●ケアマネジャーと契約し、退院後の生活に備える

　Rさんは知人からケアマネジャーを紹介されて契約しました。集合住宅の3階に暮らすRさん一家が、夫の退院前にケアマネジャーと共に行ったことは住宅改修です。手すりを取り付け、トイレに補高便座を設置しました。補高便座は立ち上がりをサポートできます。介護保険を利用することで費用は10分の1に抑えられました。

　同時に、仕事の合間をぬって5箇所の介護サービス（デイサービス、デイケア）を見学しましたが、40代の夫が通いたいと思えるサービスはありません。そこで、介護保険内のサービスの利用を断念し、医療

保険対応の整形外科クリニックでのリハビリテーションを週に3〜4日利用することにしました。これで、在宅でもリハビリの継続ができる体制が整いました。現在では週に1回のみの利用となり、自分で運転ができるほどにまで回復しました。

> **one point**
> 介護保険は高齢者の支援制度と思っている人もいるかもしれませんが、脳出血は特定疾病に認定されていますので、40歳以上であれば、第2号被保険者（40〜64歳）として、介護保険を使うことができます。申請して利用しましょう。在宅介護の準備の第一歩です。

● 会社の勤務状況と両立支援制度

新しい職場に入社が決まったばかりのRさんは、まだ人間関係ができていなかったことで大変苦労しました。心がけたのは、夫の現状や家族の状況を上司や同僚に伝えることです。

介護休暇や有給休暇をもらえる資格はありませんでしたが、職場の理解を得られ、欠勤という形で休みをもらうことができました。退院前の家屋調査や退院時の付き添いの際にも、安心して仕事を休むことができました。

● 家族との関係

子供、お互いの両親、親族、皆が強くつながり突然の介護を懸命に乗り越えました。なかでも、必要な情報や知恵を提供してくれたお互いの両親の支援の力強さに驚きました。幼子2人も父と母を支えようと懸命だったようです。

それまでも、家族や周囲とのコミュニケーションを大切にしていたRさんですが、介護は暮らしの一部であり、日頃からのコミュニケーションが活きる時間だったことをよりいっそう実感したそうです。

【実践事例❸】40歳で脳出血 働きながら夫を支えるRさんの介護

🔷 仕事と介護を両立するための工夫

　Rさんは職場以外でも、友人や近所の人に、夫の病気や後遺症について、しっかり伝えることを大切にしました。友人も周囲も皆、この状況に驚き動揺しましたが、現在の状況やどういうことで困っているかを伝えられたことで、自分自身の気持ちも楽になり前に進めたとのことです。

　職場、地域、友人と、さまざまな人が子育てを助けてくれたり、業務を替わってくれたり、また、何かあったときには対処してくれる、さりげなく見守ってくれるという心強い人間関係が、次第にできていったそうです。介護や病気の話は明るい話題ではなく、心配をかけたくないという気持ちもあり、自分から周囲に伝えるということは大変な勇気を伴います。Rさんが周囲に配慮しながらていねいなコミュニケーションを心がけたことが、結果的に支援の輪につながりました。

　夫の職場に向かったRさんは、ここでも社長と上司に夫の状態、できることとできないことを伝えながら、職場復帰の可能性について話し合いました。職場側は就労の継続は可能であり、業務内容の変更、始業・終業時間の繰り上げ・繰り下げなどを提案してくれました。

🔷 これから介護を行う人へ

　突然の介護でも高齢な親であれば、心の備えができているかもしれません。しかし、高齢とは言えない夫の介護では、「なぜ自分が？」という混乱や悲しみが大きくのしかかることでしょう。Rさんも夫の発症後、覚悟を決めるまでは不安が強く、不眠や味覚障害などが現れたそうです。

　Rさんは、「介護は社会への道筋を創る支援をすること。周囲にもそのことを伝えることです。可哀想だからと手を出して何もかも行ってしまうことは、その人のためには決してなりません。大切な人に介護

が必要になったとき、関わる人が間違えてはいけない最も大切なことだと思います」と話してくださいました。

近年は、Rさんのように40代・50代の介護ケースも耳にするようになりました。この場合には、高齢者向けばかりで利用できるサービスがない、収入の減少が生活に直接影響する、子育てとのバランスなど、高齢者の介護とは異なった大変さに直面します。

「私の場合は制度よりも人に支えられました。苦しみもあったけれど、多くの人に助けられて今はすべて懐かしい思い出になっています。嫌な思い出ではありません。」

Rさんは、いつも大切にしていた人たちによって支えられました。

まさかの介護が必要となったとき、もがきながらもRさんのように前に進める人、混乱が続き前に進めない人、自分の都合で介護を押し付ける人、などといった違いは、どこからくるのでしょうか。

Rさんは介護の専門職でもあり、幸い知識がありました。やはり根底の知識は大切です。

しかし、知識があるからこそ自分だけで抱えこみ、両立を難しくしている人もいます。周囲に助けを求め、支援を受ける気持ちと同時に感謝の気持ちを持つこと、日頃からの人との向き合い方や仕事と介護、生活すべてのバランスが大切だというメッセージが、Rさんから伝わってきます。現在は介護保険の更新申請をすることなく、仕事に復帰できているとのことです。

[実践事例❸] 40歳で脳出血　働きながら夫を支えるRさんの介護

Point 37

one point
介護は人と人をつなぎ、絆を深める時間となることを教えてくれます。
そして、自分自身の身体の声を聴く勇気、必要があれば医療機関を受診し早めに治療すること、つまり健康管理の大切さも学びましょう。

介護のヒント　仕事と介護の両立を考えている人は…

　突然の介護発生、介護の長期化・重度化、在宅介護の限界、施設入居費用にかかる経済的問題など、さまざまな理由や状況で離職を考える時期もあるでしょう。

　そんなときに相談できるのが、福祉、医療の専門職（ケアマネジャー、ソーシャルワーカーなど）や地域包括支援センターです。しかし、その介護のプロでも、両立支援制度に関する知識を持っているとは限りません。残念ながら、仕事と介護の両立に関する意識を持ち合わせていない人もいます。

　周囲から「女性だから」と迫られて精神的な苦痛を抱え、離職した人の中には、家族と共に引きこもり介護一色の生活になったあと、経済的にも立ち行かなくなり介護うつになった人もいます。「もっと良い相談者に出会っていれば」と、離職したことを悔やむ人もいます。

　担当のケアマネジャーに相談しても状況が変わらない場合は、地域包括支援センターや市区町村の窓口に相談しましょう。

　いざというときは地域と職場の双方に必ず相談し、正確で客観的な情報や知識を得ることから始めましょう。さまざまな状況を見える化することで、介護のプロジェクト化を目指し、仕事と介護のバランスをマネジメントする意識が持てることでしょう。

　多くの人が介護に関わる中で、働き方が変わり、柔軟な働き方ができる時代に向かっています。その可能性を作るのも皆さん一人ひとりの心と行動です。

第3章　働きながら介護するための工夫

Point 38 【実践事例❹】父の変化に合わせ高齢期の住環境を整えるNさんの介護

Nさん・男性（40代）・介護歴4年
東京都在住　都内の企業に勤務（総合職／現在は管理職）
家族構成：妻（40代）　長男（10代）　兄弟姉妹：姉

　80歳の父はマンションで一人暮らしをしていました（要支援）。生活サポートは必要ないかと気にかけていましたが、父親からは「大丈夫」という言葉のみ。ある日、父が脂肪腫の手術で入院することになりマンションに足を踏み入れてみると、まるでゴミ屋敷のような状態で目を疑いました。

　サービス事業者に依頼し居室内を清掃したあと、退院後の生活について話し合い、高齢者向け住宅への住替えを姉と共に勧めました。

　ところが、子世代の提案を父は受け入れず、その2年後には再びゴミ屋敷状態に。私は働きながら情報を収集し、民間企業が新規開設する有料老人ホームへの入居を勧め、ようやく介護や生活支援サービスがある介護付有料老人ホームに入居できました。

　妻は自分の親の介護中でもあり、私も自分の親の介護は自分中心で行う覚悟を決め、情報収集、判断、選択を繰り返し、父親の変化を受け止めながら父親を支えました。

【ポイント】
- 親のニーズに合った住環境を選択し整える（病院・有料老人ホーム探し）。
- 親の介護は施設入居後も続く。親の状況変化を受け止めながら対応する。
- 自分の暮らしの自立と、親の楽しみの応援を最後まで。

【実践事例❹】父の変化に合わせ高齢期の住環境を整えるNさんの介護

一人暮らしの父親を支えるためにNさんが行ったこと

　企業の総合職として大活躍していたNさんは、日頃から人望も厚くマネジメント能力にも優れた人でした。

　将来を考えて父親に勧めた介護付有料老人ホーム（特定施設入居者生活介護）は、父親の入居後の生活支援、介護、コミュニティを考え、民間企業が運営する新規開設のホームでした。当初入居を拒否していた父親も職員や他の入居者に頼りにされる存在となり、自分の役割をみつけ、新しい生活に次第に慣れていったとのことです。Nさんは仕事を抱えながらも、毎週末ホームに足を運び父親を支援しました。

　ところが、その2年後、父親が夜間にトイレで倒れていたところを発見され、緊急入院。市内の急性期病院に搬送され一命はとりとめたものの、Nさんの父親は高額な入居金を支払った有料老人ホームを退去しなければならない状態になりました。

　在宅から施設 → 病院 → 転院先の病院 → 施設 → 施設退去 → 療養型病院と状況が変化するたびにニーズに合った環境を探して選択しました。この間、Nさんが働きながら行ったことをみてみましょう。

● 要介護認定の立会い

　Nさんは「会社の休みをとり、介護保険の要介護認定に同席したことも大切なことだった」と伝えてくれました。

　Nさんの父親は、いつもできないことを「できます」と言ってしまいます。訪問調査員が帰る際に、父親のいないところで通常の状態を伝えるよう工夫しました。

● 父親の状態にあった住環境を探し、費用を準備する

　Nさんの介護で必要に迫られたことは、直接の介護を行うことではなく、父親の入居可能な有料老人ホームなどの施設や、身体の状態に

第3章　働きながら介護するための工夫　●　175

合った病院探し、つまり、ソフト（人・サービス）とハード（住まい）を含む住環境を整えることです。Nさんは父親の生活の場として、有料老人ホームや運営企業などの高齢者住宅の動向にはアンテナを張っていました。

入居先として選択したのは、将来の介護も考えて介護付有料老人ホームです。運営企業、費用（入居費用、月額利用料）、入居条件、退去条件、介護や生活支援サービスの内容、職員の人員配置などを確認し、資産の範囲で入居できるホームを探しました。月額利用料は父親の年金の範囲に収まるようにし、入居一時金にかかる費用は、父親が暮らしていた分譲マンションを息子であるNさんが購入することで捻出しました。

one point
Nさんの父親の入居費用は、入居時に約1,200万円、月額約23万円でしたが、すべて父親の資産、年金で対応できました。
高齢者住宅に入居する際には費用がかかりますので、長期にわたるマネープラン、早めの備えが大切です。

入居後、Nさんの父親は脳梗塞を発症し、急性期対応の総合病院に入院し治療しました。約2か月後にリハビリ病院に転院。退院後一時元の有料老人ホームに帰ることができたものの、嚥下が困難な状態となり、誤嚥性肺炎を度々繰り返すことに。

医師からは自分で食べることは難しい状態であり、胃ろうの選択について尋ねられました。Nさんは胃ろうによる栄養補給については拒否。これは、元気なときから父親と共に決めていたことです。胃ろうを行わず常時点滴が必要という状態では、入居契約を続けることができず、有料老人ホームは退去となってしまいました。

そこで、また病院探しです。大変な労力がかかりましたが、姉の自宅近くの介護療養型病院に入院し、父親の最期を家族で看取ることが

【実践事例❹】父の変化に合わせ高齢期の住環境を整えるNさんの介護

できました。

one point　有料老人ホームは病院ではないため、人生の終末に点滴や吸引などの医療処置が必要となったときに、退去しなければならない場合があります。入居時には退去条件や協力医療機関、相談方法なども確認しておきましょう。

●周囲との相談

　有料老人ホーム入居中は、施設の担当ケアマネジャーとよく連絡をとりあいました。父親の状態の変化を専門的な視点で説明していただけるため、離れていても状況がわかり安心感を得られます。

●会社の勤務状況と両立支援制度

　会社内の異動で、最も忙しく慣れない時期に親の介護が必要となったNさん。毎週末、介護施設に足を運ぶことは正直気持ちが滅入ってしまい、弱音は吐かなかったけれど精神的に辛かったと語ってくれました。

one point　Nさんの時代はまだ介護休業の制度を知らない人が多く、特に会社に相談はしませんでした。仕事と介護の両立のためには、自分の心の安定を心がけることも大切です。弱音を吐ける、本音で語れる人や場所を作っておきましょう。

●家族との関係

　父親とNさんの息子は以前より関係が深くなり、入院・入居中に孫の顔をみられることで父親の表情も明るくなり、活性化したそうです。

　父親の有料老人ホーム入居のタイミングにあたっては、早く入居させたほうがよいという姉と、もう一度待とうというNさんで、意見が食い違ったこともあり、2度目に体調を崩しゴミ屋敷状態となったとき

第3章　働きながら介護するための工夫　177

の片付けなどは、すべてNさんが行ったとのことです。

それでも、父親の支援をする姿勢が姉弟共にあり、それぞれに父親を支えることができました。姉弟間の寄り添い方やペースも異なりますが、自分流を押し付けないことも介護には大切なことでしょう。

仕事と介護を両立するための工夫

Nさんは、平日は仕事に集中し、週末は親の入所している施設に面会に行くというプランをたてて実行しました。

入居、入院、退院、転院と、そのたびにケアマネジャーや病院のソーシャルワーカーに相談しながら、その各場所での相談機関も活用しました。

one point
病院に入院していても、父親の虚しさが伝わってきて、正直面会はとても辛く、疲労感が強かったそうです。いつまで続くかわからないことも、大きなストレスとなりました。
それでも、続けることができたのは、これまでの人生の中での父親に強く世話になった場面があり、その恩返しという気持ちがあったからだと思います。Nさんは自分の心を確認するかのように話してくださいました。

これから介護を行う人へ

よく、末期癌は短距離走、介護はマラソンだと言われます。そのとおり、介護は長期にわたりその先が見えません。

長続きさせるためには100点を目指さず、60点を目指すこと。予測していないさまざまなことが起こりますが、自分を追い詰めずに、自分の生活を続けながらできることを無理なく淡々と続ける意識が大切だと思います。

【実践事例❹】父の変化に合わせ高齢期の住環境を整えるNさんの介護

Point **38**

介護のヒント **冷静な目と温かい心で**

　Nさんは父親が有料老人ホームに入居しているとき、「今まで一度も行ったことがなかった北海道に行きたい」という父の夢を叶えようと、有給休暇を使って2人で北海道に旅行をしました。

　初めて降り立つ北の大地、札幌や小樽の街。レンタカーを借りての旅です。たとえ要支援でも、要介護の状態でも、「人生でしておきたかったこと」、その夢を叶えることができたそうです。そのお気持ちを想うと私も胸が熱くなります。

　大きかった親が小さくなっていく。支えられる人に変化していく。親にとっても子にとっても哀しみを伴います。Nさんは父親の心身の状態に合わせながら、ニーズに合った病院や施設を選択して住環境やケアを整え、自分自身も支えるメンバーとして父親のそばに居続けました。

　介護では、このようにニーズに合った施設探しや住環境の選択が、支える人の大きな役割となるケースは少なくありません。

　また、介護には冷静な目と温かい心の両方が必要です。現実を受け入れる勇気も覚悟も必要です。子が不安を感じている以上に、親はもっと不安を感じていることでしょう。

　家族との関わりはそれまでの人間関係も影響します。関わり方にこれが良いという正解はありません。虚弱から要介護、脳梗塞による麻痺、言語障害、嚥下障害、という哀しさ苦しさから逃げずに覚悟を決めて、ときに温かく、ときに淡々と、父親を支え続けたNさんの聡明さと心の優しさは宝物だと感じます。

第 **3** 章　働きながら介護するための工夫 ● **179**

Point 39 ワーク・ライフ・ケア・バランスをイメージする

働きながら支える人のワーク・ライフ・ケア・バランス

ワーク・ライフ・ケア・バランスの例[※]

時期		状況	パーソナルな場（生活）で行うこと	
①医療期	緊急対応	状況の把握 疾患発生 ↓ 緊急対応 ↓ 医療（治療） ↓ リハビリ	・病院訪問：医師・看護師との面談 ・病状の確認：診断名・治療方針など ・親族や地域近隣への挨拶・報告	
	回復期	・転院先や退院先を選ぶ ・介護のプロジェクトチームを作る	・病状の定期的な確認 ・長期的な方針や目標の確認 ・家族会議を開き、役割分担や連絡方法を整える	
②介護導入期		・介護保険制度の理解 ・要介護認定の申請 ・ケアマネジャーとの契約	・地域包括支援センターに相談 ・介護保険、地域福祉、保険外サービスの情報収集 ・介護体制を整える　・住環境の整備を検討 ・ケアマネジャーを選びケアプラン作成／面談 ・ケアマネジャーへ自分の働き方、介護への関わり方を伝える	
③介護安定期	在宅介護	・在宅介護 ・介護サービスの活用	・介護サービスの活用（保険内・保険外） ・ケアマネジャーとの連携 ・在宅の住環境を整備（リフォーム・福祉用具） ・自分の役割実行（食事・情報提供・外出支援・介護者のリフレッシュなど） ・地域介護者の会やカフェ、勉強会などに参加	
	施設介護	・施設介護の検討 ・施設サービスの活用	・地域包括支援センターに相談（郷里や自分の地域） ・高齢者住宅紹介センターなどに相談・見学・面談 ・地域介護者の会やカフェ、勉強会などに参加	
④終末期		・終末期対応、看取りの体制を整える	・在宅・施設ケアプランの見直し／ケアマネジャーとの連携強化 ・在宅医療、訪問看護など状況に合ったサービスの検討 ・家族間の連絡体制強化 ・延命治療など終末期対応について、本人や家族の意思・希望を医師やケアマネジャーに伝える	

ワーク・ライフ・ケア・バランスをイメージする **Point 39**

　介護はその時々で抱える悩みや必要とする情報、サービス、行動が異なります。家族（要介護者）の状態の変化を把握し、それに沿って取るべき行動を整理すると、仕事と介護の両立が考えやすくなります。

　パーソナルな場と職場に分けて、行うことをまとめておきましょう。

※わかりやすくするため、要介護者の経過を中心に時期別にしてあるが、必ずこの順番で経過するとは限らない（必ず病気から介護期に向かうわけではない）。また、介護や医療の必要性は一人ひとり異なる。この例を参考に、自分なりのバランスのとり方を考えてみよう。

ワーク・ライフ・ケア・バランス	職場で行うこと	活用する保険
相談・調整	・上司などへ報告 ・介護支援制度の確認 ・休暇取得：介護休暇など	医療保険
	・上司に報告し、相談しながら両立課題を共有 ・各家族の職場支援制度の確認と相談	
両立体制の構築	・会社の支援制度の活用、担当部署への相談 ・自分が活用できる・活用したい制度の確認 ・介護休暇・介護休業の取得（要介護認定調査、ケアマネジャー面談など）	介護保険（医療保険）
両立	・業務の調整・効率化、状況に応じた働き方の調整 ・職場への定期的な報告・相談・情報収集 ・介護セミナー・ワークショップ・座談会などに参加	
	・緊急時の職場での対応や連絡方法の再確認 ・状況に応じた介護休業制度活用と報告 ・自分自身の健康管理の継続	

第3章　働きながら介護するための工夫　181

チームで行う介護

　子供のころ、故郷で父の往診に同行したことがあります。
　その時代は、家族のみが介護に関わっていました。高齢者を囲んでいるのは家族や近所の人々、そして町のお医者さん。
　あれから40年以上が経過し、その父が介護を受ける側の立場になりました。その在宅介護の風景の中には、父と介護のキーパーソンである母を中心に、離れて支援する家族、ケアマネジャーや訪問看護師、理学療法士、介護士、医師、父の友人などさまざまな人たちが存在し、父と母を中心につながっていました。これが、現代版の介護の形ですね。
　我が家でも、介護導入期の段階は本人の戸惑いも大きく、サービスの利用ができませんでしたが、リハビリ中心のケアプランを導入しました。次第に介護のチームメンバーは増え、それぞれの専門スキルと愛情に助けられました。チーム構成表に担当者の写真や連絡先を貼り付けておくと、多くの人に支えられていることを実感するかもしれません。
　介護は、家族の愛情と専門家の知識、技術が輪になってつながる場所です。介護にもっとも必要なのは、緩やかに、そして強くつながるチーム連携だと思います。
　「自分は介護に参加しない！」という気持ちの人も、プロジェクトチームの一員として、自分ができることを考えてみませんか。
　情報を提供する、労いの言葉を伝える、好みのお惣菜を届ける、肩を揉む、言葉や歌を届けるなど、必ず何かできることがあります。小さなことから始めましょう。
　第3章に登場していただいた皆さん一人ひとりの貴重な体験が、そのことを教えてくれています。

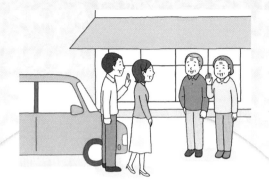

第4章

介護される人との コミュニケーションと 介護する人のケア

哀しみや痛みを抱えている人の役に立てる人間になりたい。私はそんな思いでこれまでケアに関わり、介護する人と接してきました。
ケアはラテン語で「痛みや悲しみを共有する」こと。だからこそ、この章では介護する人が自分自身を大切にできるように、またケアの根っこ、哲学を考えていただくために、読者の皆さんへのメッセージを込めました。

自分のことを考えてみよう

　介護は日々の暮らしの延長です。
　体験したことのない介護の始まりは、誰もが戸惑い、困惑し、終わりの見えない状況に不安を抱きます。人の老い、死、病、障害は、多くの人に訪れるとわかっていても、眼の前で起こるありのままを受け止めることは簡単ではありません。介護の情報や知識、方法を知っていても、解決できないことのほうが多いでしょう。
　しかし、第3章でも伝えたように相談に訪れる多くの人は、模索しながらも次第に、自分らしい仕事と介護の両立の方法を見つけていきます。
　介護する人に伝えたい「大切な人をケアするコツ」「仕事と介護の両立のコツ」は、まず自分自身を大切にすることです。

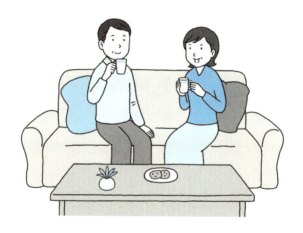

●自分自身に問いかけてみよう

☐ 家族の介護を一人で背負い、頑張っていませんか？ ➡ p.186

☐ 「危ない」「遅い」「もう歳だから」と、親のできることまで奪っていませんか？ ➡ p.189

☐ 「聴く」より「話す」が先になっていませんか？ ➡ p.201

☐ コミュニケーションがとれず、イライラしていませんか？
自分流の考えや状況を押しつけていませんか？ ➡ p.195

☐ 「わからなくなってしまったおかしい人」などと、認知症について誤解していませんか？ ➡ p.198

☐ 親や自分の人生の終わり方を、他人任せにしていませんか？ ➡ p.204

☐ 自分自身を大切にしていますか？
毎日の暮らしを介護一色にしていませんか？ ➡ p.207

Point 40 支える人・介護する人の心得

自分自身を大切に

2030年には65歳以上の高齢者が人口の約3分の1を占め、2040年には中重度の要介護者が増え、多死社会が訪れると推計されています。介護する人と介護される人として、誰もが介護を暮らしの一部として受け止めなければならない時代となりました。

介護は一言ではとても言い表せないほど、人それぞれのさまざまな形、バランスがあります。しかし、共通して言えるのは、介護する人の心と身体には大きな負担がかかっているということ。介護する人の心や身体が健康でなければ、介護を継続することはできません。

自分自身を大切にするための心得をお伝えします。

●誰かに相談する

身近な人に話せなくても、専門家にどんどん話しましょう。

困ったことや弱みを話せる人間関係作りを、日頃から心がけておくことも大切です。

●完璧を目指して頑張りすぎないように

介護は長期戦です。最後まで継続するためには、今までの仕事への取り組み方、家族や周囲との向き合い方を少し変え、100%ではなく、60%程度で長く続けることを目指しましょう。

支える人・介護する人の心得 **Point 40**

●介護はチームで、連携がコツ

家族、友人、医療、福祉の専門家など、みんなで支える意識を持つこと。一人で抱え込まず役割を分担しましょう。

●親や家族との距離感を

娘だから、長男だから、嫁だから、親族から押し付けられたから、親が望むから、などさまざまな理由で親や家族をぎゅっと抱えすぎていませんか。

人と人、適度な距離を保つことは介護が必要な状態となっても同じです。過剰な介護により依存関係となり、自立を損なうケースもあります。大切にしたい人だからこそ他人の手を上手に活用し、自分との距離を適切に心がけましょう。適度な距離感は現代の愛情ある介護の形です。

●介護の仲間作りを

同じ境遇の人には自然と話しがしやすいものです。

地域や職場で、カフェや介護者の会などに参加してみましょう。無理に話そうとしなくてもよいのです。情報を得ることから始めてみましょう。それぞれの工夫やヒント、知恵を交換し合ううちに、本音で話せ、助け合える仲間ができるかもしれません。

●施設や高齢者住宅も視野に入れて活用

限界まで介護を頑張り続けると、心身の不調、離職、後悔などさまざまな問題が生じてきます。施設でのショートステイの活用や、介護保険施設や高齢者住宅などへの入所なども、ニーズや状態に合わせて上手に活用しましょう。

第**4**章　介護される人とのコミュニケーションと介護する人のケア　**187**

● 生活を介護一色にしない

　趣味や息抜きなど、自分の時間も大切にしましょう。

　介護のある暮らしだからこそ、もっと豊かにデザインすることができます。介護中は一時中断する趣味、介護中だからこそ始めたい活動など、自分の時間をバランスよくデザインできると、より温かくバランスよく、寄り添うことができるでしょう。

● 笑顔を大切にしよう

　笑顔には人を元気にする力があります。

　苦しいときは、なかなか笑顔になれないかもしれませんが、鏡に向かって口角を上げ笑顔を作るだけでも、頭の中に幸せホルモン（セロトニン）が分泌し、ストレスが解消され気持ちが楽になります。また、免疫力もアップし、自律神経も安定してきます。

　少しでも心や身体が楽になるよう、笑ってみましょう。

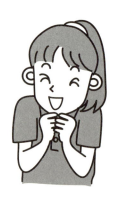

Point 41 「人と人」支えることの意味を考える

Point
◉ 介護の理念は「自立支援」
行き過ぎた世話により本人のできること、役割を奪わない。
介護する人は「ありがとう」を届けられる役割を作る。
◉ 介護するということ ＝ 寄り添って見守ることから
「優しさ」の誤解に気をつける。
「何でもしてあげる」のは、心身の機能低下につながる。
「するを支える」ことが、自立・参加・幸福感につながる。

　日本でもさまざまな介護の形が生まれています。しかし、一人で抱え込み、過剰に手をかけることが「優しさ」であると誤解するなど、介護の真の目標である「自立支援」を意識せずに介護する人を、今でも多くみかけます。

　介護する人の見守りや待つ姿勢を冷たさと受け取る人もいますが、介護は手を出すことのみではなく、まずは寄り添って見守り、できることを支えることが大切なのです。

　優しさを誤解すると、希望の芽を摘んでしまうことにつながります。

優しさを誤解した例
・ 歩くことができたのに、車椅子で介助されることに慣れてしまい、やがて足の力が衰え一人でトイレに行くことも困難になり、尊厳を失ってしまった人。

・ 得意だった家事を危ないと取り上げられ、家での役割と家族からの「ありがとう」を失い、認知症が進行してしまった女性。

第4章　介護される人とのコミュニケーションと介護する人のケア　●　189

- 毎日の洋服や小物選びなど、自分流のオシャレを楽しんでいた男性。認知症の診断を受けた日から、周囲は弱い人・できない人として扱い、今日身につける洋服は妻がすべて選ぶなど、感性を活かしながら自らをコーディネートする楽しみを知らずしらず夫から奪ってしまった妻。

オランダ、イギリス、スウェーデンなどの福祉国家も、高齢者を弱者とみなし何でも「してあげる」関わりから、「するを支える」関わりに変化しています。

超高齢社会を迎え核家族化が進む日本では、家族の関係も一昔前とは大きく変化しています。専門家のアドバイスを参考にしながら、親がやりたいことを支える方法を学ぶことが望まれます。これから年齢を重ねていく私たち自身も、理解しておきたいことです。

◎「してあげる」から「するを支える」へ

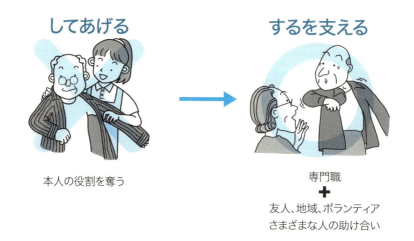

してあげる　本人の役割を奪う

するを支える　専門職 ＋ 友人、地域、ボランティア さまざまな人の助け合い

Point 42 加齢による身体と心の変化を知ろう

❄ 加齢による身体の変化と接し方

加齢によって、身体の生理的機能が不可逆的に衰退し、さまざまな老化疾患に陥りやすくなり、最終的には死に至ります。

変化の現れ方には個人差があり、また時代や性別によっても異なります。高齢者だからという先入観を持たず、その人への関心と理解を示しましょう。

🔽心身の変化と接し方の例

	現れる症状	変化	接し方
①	もの忘れ（忘れっぽくなる）	脳の神経細胞の減少／記憶力・注意力・認知力の低下	もの忘れを批判しない／何度も繰り返し伝える／文字も併用する
②	外観の変化	白髪／薄毛／皮膚の乾燥／腰が曲がる	個性に合わせたオシャレをする
③	視力の低下	老眼・白内障による視力低下や見え方の変化／動体視力の低下	適切な医療対応／照明・段差解消など環境整備／補助用品の活用／文字は大きく
④	聴力の変化	老人性難聴（高音部から）／外界からの情報獲得が困難／コミュニケーション機能の低下	大きめで低めの声でゆっくり話す／表情・身振り・補助用品の活用
⑤	噛む力・飲み込む力の低下	咀嚼障害・咳反射の減弱／窒息・誤嚥性肺炎を起こしやすい	義歯／食事の姿勢／環境を整える／食事内容・調理の工夫

第4章 介護される人とのコミュニケーションと介護する人のケア　191

⑥	心臓・血管の老化	血管の弾力性の低下／心臓の予備能力低下／動脈硬化・高血圧	塩分の取りすぎに注意／浮腫・体重の増減・血圧に注意
⑦	肺・呼吸器系の老化	肺活量・換気量の低下／肺炎になりやすい	咳・痰・体温の変化に注意／うがい・手洗いをする
⑧	便秘しやすくなる	運動量の低下／体内の水分量減少／腸の蠕動運動の低下	十分な水分・食物繊維を摂取／適度な運動／排泄環境を整える
⑨	腎・泌尿器系の老化	膀胱の委縮・頻尿・失禁／男性は前立腺肥大症／脱水症状を起こしやすい	早めの相談／排泄・失禁用品の活用／トイレ環境の見直し
⑩	骨折しやすい	コラーゲン・カルシウムの減少／骨量の減少・骨粗鬆症／大腿骨などの骨折	十分なカルシウムの摂取／適度な運動習慣／転倒しにくい環境整備
⑪	運動能力の低下	筋力・持久力の低下／関節のこわばり／反射・バランス感覚の低下／動作緩慢／転倒しやすい／疲労しやすい	動作を急かさない・見守る／補助用品の活用／環境整備／外出／運動習慣・転倒予防

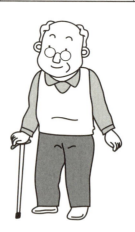

加齢による身体と心の変化を知ろう Point 42

加齢による心と行動の変化

●知的能力の変化

　記憶力の低下により、最近のことを思い出せなくなります。しかし、判断力・思考力・言語能力・問題解決能力などは維持されます。

　高齢者は、新しいことを学んだり、覚えたりするような能力は低下しますが、過去に習得した知識や経験に基づく知能は磨かれます。

●行動の変化

　行動力や適応力が低下します。また、抑制力も低下するので、我慢ができず我儘になりやすい傾向があります。

　個人差はありますが、日中、生き生きと活動することが困難になり生活のリズムが乱れやすくなります。

> **one point**
> 高齢期の心身機能の低下を補う、さまざまな生活用品や介護用品が開発されています。コミュニケーションを補う聴音器や補聴器、歩行を補う杖やシルバーカー、着脱しやすい靴や衣類、セラピー用ロボットなどもあります。担当のケアマネジャーや福祉用具専門相談員などと相談しながら、上手に活用しましょう。
> 毎年秋には国際福祉機器展（H.C.R.）が東京で開催され、多くの来場者で賑わいます。

第4章　介護される人とのコミュニケーションと介護する人のケア

介護のヒント 介護を学ぶ

●高齢者疑似体験プログラム※

「高齢者疑似体験プログラム」をご存知ですか。見えにくさ、聴こえにくさ、関節の動かしにくさなど、高齢者の心や身体を理解し介助者の役割も体験できるプログラムです。

私はある企業のウェルフェア研修で、毎年この高齢者疑似体験プログラムをメニューに組み込んでいます。私自身も30代、40代、50代と体験し、その時々の衝撃的な感じ方を大切にしてきました。「明日から高齢者への接し方を変えようと思います」など、研修終了後のアンケートに書かれる体験者の声を、毎年楽しみにしています。

※ **参考** 公益社団法人 長寿社会文化協会（高齢者疑似体験）
　　　http://www.wac.or.jp/

　　　東京ガスショールーム（無料体験プログラム シニアシュミレーション）
　　　https://www.tokyo-gas.co.jp/index.html

●介護職員初任者研修※

「介護職員初任者研修」では、介護の基礎から応用までを学ぶことができます。介護職としてのスタート資格ですが、働きながら親や家族を支える人にとっても、介護される人の身体と心、制度、介護サービス、介護技術、福祉用具など介護の基本を学び、備えるためのひとつの方法です。

※ **参考** ベネッセスタイルケア　https://www.benesse-style-care.co.jp/
　　　三幸福祉カレッジ　https://www.sanko-fukushi.com/
　　　ニチイ　https://www.nichiigakkan.co.jp/

Point 43 高齢者との コミュニケーション

Point

1.【継続性の尊重】
今までのライフスタイルをできるだけ変えずに、普段どおりに暮らし続けるようサポートする。

2.【残存能力の維持・活用】
行き過ぎた世話を避け、福祉用具や住環境を能力に応じて整えることで、残された能力をできるだけ引き出す。

3.【自己決定の尊重】
高齢、要介護になっても、人生のあり方は自分で決め、周囲はその意思を尊重する。

自立性を尊重する３原則

　毎日の暮らしの中で、高齢者にどう接してよいか困った経験はありませんか？　ここでは、介護の一歩手前からのコミュニケーションについて考えてみましょう。

　支える世代にとって、高齢者の心身の状況を感じることは難しく、自分のペースを押し付けがちになります。その結果、高齢者とのコミュニケーションに戸惑いや苛立ち、怒りや緊張が生まれます。

　高齢者と一口に言っても大きな個人差がありますが、視覚や聴覚、記憶力、足腰など、心身の機能は若い頃に比較し低下しています。特別扱いをするのではなく、高齢者の自立性を尊重する３原則を理解したうえで、目の前の人に応じたコミュニケーションをとることで、高齢者は安心感を得られ、双方に信頼関係が生まれます。

第4章　介護される人とのコミュニケーションと介護する人のケア　195

3原則の具体例

1. 【継続性の尊重】たとえば、健康的な食事習慣や運動習慣などは、転居や家族形態の変化などで環境が変わっても、継続できるよう支えましょう。

2. 【残存能力の維持・活用】介護サービスや福祉用具を活用し、住環境を安全に整えることで、歩行や食事、入浴などを行えるようになりませんか？　残存能力を引き出す関わりを意識しましょう。

3. 【自己決定の尊重】本人が自分の人生で大切なことを選択し決定できるよう、周囲は必要な情報を整理し、わかりやすく説明しましょう。本人の意思、尊厳を尊重しましょう。

高齢者とのコミュニケーションで大切なこと

　自立性を尊重する3原則を実現するために、加齢による身体と心の変化を踏まえ、具体的に周囲が心がけることをまとめてみましょう。

●大切に扱われたい ➡ 高齢者の心や身体、社会的な背景を理解する

　高齢者をみな同じような人として扱っていませんか？

　大切なのは、今、目の前にいる人の観察と理解です。身体の状態、心の状態、一人ひとりを理解する気持ちを持ち、配慮しながら声をかけましょう。

●常に痛みや不安、遠慮や諦めを感じている ➡ 温かい心で接する

　支援や介護が必要な高齢者は、心に不安を抱えています。不安や痛みは、怒りやひきこもり、イライラした感情などで現れることもあるでしょう。ていねいな言葉遣いや礼儀正しい挨拶、温かい気持ちでの対応を心がけましょう。

高齢者とのコミュニケーション Point 43

● **人の話を聞かない** ➡ **話はわかりやすく、短い言葉で簡潔に伝える**

話の伝え方を工夫しましょう。相手の聴こえ方、見え方を確認しながら、短くわかりやすくシンプルな言葉で、さらに言葉だけではなく、文字や表情・身振りも活用します。

高齢者は高音部から聴き取りにくくなります。低めの声でゆっくり滑舌良く、正面から話しかけます。話しかけるタイミングにも配慮しましょう。

● **転倒しやすくなる** ➡ **安全に配慮しあらかじめ環境を整える**

筋力や持久力の低下、関節のこわばり、視力や聴力の低下など、さまざまな要因で歩行時のバランスがとりにくい状態になっています。日常生活の中で転倒の要因となりやすいものはあらかじめ取り除き、段差の解消や手すりの取り付けなど住環境も、高齢者目線で整えましょう。

転倒の危険は外的要因のほか、身体疾患、薬物、加齢変化なども影響します。生活環境、身体状況の両面を整えておく配慮が必要です。

● **自分の価値観に固執しがち** ➡ **高齢者のプライドを大切にする**

高齢者には、これまでの人生経験で培われたプライドがあります。新しい話題や情報についていけなくても、否定したりせず、ありのままを受容・傾聴し、必要に応じてわかりやすく説明しましょう。

命令したり話題をすり替えたりする適当な対応では、信頼関係を損ないます。一人の人間として尊重する気持ちが大切です。

> **one point** 介護が始まる前から大切なこと、それは日々のコミュニケーションです。日頃、両親や家族とはどのようなコミュニケーションをとっているでしょう。一度立ち止まって、自分のコミュニケーションのとり方を振り返ってみるのも大切ですね。自分の接し方を見直してみることで、介護が楽になるかもしれません。

第4章 介護される人とのコミュニケーションと介護する人のケア

Point 44 認知症の人に寄り添い理解する

Point

● **認知症が疑われたら**

- 早期受診／正確な診断・治療
  ↓
- 本人にとって安全な環境を整える（介護／住まい／地域で支える）
  ↓
- 正しい知識・望ましい接し方を知る（認知症サポーター・認知症セミナーなど）
  ↓
- 共に暮らし、支え、寄り添う

● **認知症を予防する**

- 認知症の人への関心を持つ
  ↓
- **早い段階から**認知症とその予防法を学ぶ
  ↓
- 毎日実践し、生活習慣とする（食事・運動・認知機能トレーニングなど）

  自分を知る　家族を知る
  ↓
- 明るく、諦めず、健康的に予防！

● **家族のたどる心理的ステップ**

- Step 1　とまどい・否定
  ↓
- Step 2　混乱・怒り・拒絶
  ↓
- Step 3　諦め または 割り切り
  ↓
- Step 4　受容

認知症介護をしている家族の気持ちも理解しよう。

認知症の人に寄り添い理解する **Point 44**

　認知症462万人[※1]時代となり、グループホーム（認知症対応型共同生活介護）は大幅に増え、認知症介護に携わる人材養成も進められています。支援に結びついた認知症高齢者は、在宅で、介護保険施設や有料老人ホームで、ケアを受けながら穏やかに過ごせる時代となりました。

　ところが、ケアや見守りのない集合住宅や、街や地域では、認知症と気づかれずに「困った老人」として見逃されているケースがあります。徘徊、室内からの異臭、妄想によるコミュニケーショントラブル。こうした高齢者は、周囲の無関心や無理解から孤立を深めています。

　認知症の初期の段階では、自己を支えている記憶が曖昧になり、それまでとは違う自分に、強い不安を感じます。認知症の人に説得したり怒ったりするのは逆効果で、かえって不安や孤独感が増幅し、症状を進行させます。

　この段階で専門家を訪れ信頼関係を築ければ、症状が進行しても支援を受けながらその人らしく人生を送ることが可能になります。早期診断・治療ができれば、本人の意識が明確なうちに将来への備えもできるのです。

※1　内閣府の「平成29年版高齢社会白書」による。65歳以上の高齢者の約7人に1人。

　日本では2012年より「認知症施策5カ年計画（オレンジプラン）」が始まりました。プランのひとつ「認知症初期集中支援チーム」は、初期の段階から介護、医療の専門家からなる「支援チーム」が自宅を訪問し、本人や家族を支援するというものです。

　また、「認知症サポーター養成講座[※2]」は、認知症への偏見をなくし、皆で支え合う社会作りの国家的な取り組みとして世界的に高く評価・注目されています。小学生から高齢者まで、現在全国に約1,100万人ものサポーターが誕生しました。私自身もUR都市機構や各企業、地

第**4**章　**介護される人とのコミュニケーションと介護する人のケア　199**

域において、1,300人のサポーターを養成してきました。

認知症を患った家族の心理は戸惑いや否定から始まり、相談して支援やサービスを受けたり学んだりすることで、諦めや割り切り、ありのままの受容という心理的なステップを必ずたどります。

認知症を患っても安心して地域で暮らせる街作りを目指し、自治体によるさまざまな取り組みも始まっています。

オランダでは、認知症の人の8割近くが自宅で暮らし、その半数が一人で生活しています。地域に開放されているアルツハイマーカフェ※3には、認知症の人や家族、地域住民、福祉・医療の専門職などが集い、お茶を飲みながら楽しく認知症の正しい知識や接し方を学んでいます。

※2 認知症サポーター数 11,643,724人（2019（令和元）年6月30日）。
　　参考 認知症サポーターキャラバン　http://www.caravanmate.com
※3 当事者団体の「アルツハイマー協会」がオランダ国内約220箇所で開いている。日本国内でも認知症カフェはさまざまな場所や形で開催されている。

one point
私は認知症の高齢者や支える家族と過ごす時間の中で、家族の心理的ステップに応じた声かけや支援を大切にしています。記憶はなくしても素直な感情や偽りのない優しさを示す認知症の高齢者に癒やされ、励まされています。

Point 45　心を使って聴く

Point

● 「きく」こと

訊く（ask）	尋ねる・問う	相手に対して質問の答えを求める
聞く（hear）	聞こえる	聞く人が受け身の立場で感じる
聴く（liesten）	心を込めて聴く	積極的に耳を傾けて聴く

● 傾聴のテクニック

1. うなずきと相づち（簡単受容）
2. 繰り返し
3. 閉ざされた質問と開かれた質問
4. 要約
5. 共感（感情への応答）

　仲間とともに現場を駆け回る病院の看護師から、相談者と顔を合わせてじっくりコミュニケーションをとるケアコンサルタントに転身して数年がたったころ、あることが気になり始めました。コンサルティングを終えたあと、私自身の満足度が高いときと、今ひとつすっきりしないときがあるのです。

　調査や情報収集など、入念に下準備を行い、もっとも良い提案をしたはずなのに、なんだかすっきりしない。その反対に「あまり十分な提案ができなかった」と思いつつも、晴れやかな顔となって帰られる相談者を見て、役に立ててよかったと、爽やかな気持ちになるときがあるのです。

　もしかしたら、受け取り手としての私に関係があるのかもしれない

第4章　介護される人とのコミュニケーションと介護する人のケア

と思い、休日を利用して1年間カウンセリングを学ぶことにしました[1]。

そこでわかったことは、「聴く（傾聴）」というのはただ単に聞くのではなく、心を使って聴くということが大切だということでした。

カウンセリングの神様といわれるカール・ロジャースは、相談者もカウンセラーも人間同士としてお互いにありのままを尊重し対話を重ねれば、自然に回復していくと考えました。それには伝えるための話す力も大切ですが、受け取るための聴く力も大切です。

「きく」には3つの種類があり、傾聴という言葉には心を使って「聴く」が使われます。皆さんはいかがでしょうか。カウンセリングには「簡単受容[2]」や「感情への応答[3]」などのテクニックもありますが、相手の気持ちになって聴き取る姿勢が大切です。こうして傾聴していると、人は安心してありのままを話しながら本来の自分を取り戻し、自由に語るようになります。遠慮や諦め、こうあるべきという概念から解き放たれて、ときには人生観や死生観に至る深い話に進むこともあります。聴く側までもが元気になって、感動をともに味わう瞬間も生まれます。

皆さんは日々の暮らしの中でも、よく聴いてもらって気持ちが楽になることもあれば、聴いてもらったはずなのに、かえって孤独感が増すこともあるでしょう。

高齢者や、人の手が必要となった人は静けさの中で、内なる声、思い出の音に耳を澄ませています。悩みや悲しみを抱えている人を支えるときに、大きな力になる「聴く」こと。皆さんも大切な人に試してみてください。

---

[1] **参考** 一般社団法人 日本産業カウンセラー協会　https://www.counselor.or.jp/

[2] 話を聴いてうなずいたり、相づちをうったりすること。話し手の話の流れを妨げず、寄り添っていることを示すことで、最小限度の励ましとなる。

[3] 「大変だった」「悲しかった」など、話し手の感情的な表現を聴き取り、それを伝え返す方法。話し手が自分の感情に気づく。

心を使って聴く Point 45

one point
ドイツの文学者、ミヒャエル・エンデの名作「モモ」。モモのことをよく知っている人たちは、辛いことや悲しいことがある人に、決まって「モモのところに行ってごらん」と声をかけます。
モモのところに行っても、彼女はひたすら聴いてくれるだけ。でも、話をした人はなぜだか癒やされ、何をすればよいのかを悟るのです。
先日、江東区の傾聴ボランティアの会にお邪魔しました。さまざまな地域で、高齢者や介護者の話を傾聴するボランティア活動をする「モモ」が生まれ、「心を使って聴く」ことにチャレンジしています。
私も心を使って聴くことで、「あの人のところに行ってごらん」と言われる、そんなモモのような人になれたらと思っています。

由里子流！疲れた自分への処方箋⑤

● **香りを選び味方にする**

介護中、心は折れたり傷ついたりの繰り返しです。

自分自身のために、心が安らぎ、部屋の空気が浄化されるような香りを選びます。帰宅した部屋で芳香器を使い好きな精油を焚く、お香を焚く、マッサージオイルで肌を慈しむ、外出時ハンカチに1滴垂らすなど。体調や気分に合わせて、自分が好む香りを選ぶときから、自分自身がリセットされます。どれも手軽にできることばかりです。

介護のある暮らしにも香りを味方にしました。ハンドマッサージにルームスプレー、蒸しタオル、手浴の洗面器。室内が爽やかな香りに包まれると、ホームヘルパーや看護師も「いい香りですね」と大喜び。ケアの時間が楽しみに変わります。気持ちが不安定なときや神経が高ぶって眠れないとき、リラックスしたいときにも、香りは効果があります。

認知症の予防に効果があると公表※された香りも試してみました。昼と夜の香りを変えるのがPOINTです。

【日中】ローズマリーとレモンのブレンド
【夜間】ラベンダーとオレンジのブレンド

※鳥取大学医学部保健学科 生体制御学　助教 谷口美也子・教授 浦上克哉（2018）「認知症予防に対するアロマセラピーの可能性」

第4章　介護される人とのコミュニケーションと介護する人のケア

Point 46 命を感じて命と向き合う「引き算のケア」

Point

- ☐ 祖父母、親、家族や親しい人を亡くした経験はありますか？
- ☐ こんな最期だったらいいなと感じたことはどんなことですか？
- ☐ こんな最期は嫌だなと感じたことはどんなことですか？
- ☐ 食事が摂れなくなったとき、栄養補給のための医療行為の選択を迫られることを知っていますか？　親や配偶者や自分は、その処置を望みますか？
- ☐ 病状や経過、治療について医師から説明を受けていますか？医師との信頼関係はできていますか？
- ☐ 終末期における事前の意思確認を、家族間で行っていますか？

延命治療や最期の迎え方を考える

近頃、延命治療の相談を受ける機会が増えました。飛躍的に寿命が延びたことや、延命のための医療技術が急速に進んだことが理由に挙げられます。日本はわずか数年の間に、自宅で安らかに逝くことが難しい社会になりました。

現在、家族や本人に十分な知識や情報がなく、本当に必要なのかを考える間もなく、延命治療を受けている人が少なくありません。多くの病院では、自分の口から食べられなくなったときに胃ろう※という医療処置が行われ、それに頼らざるを得ない現実もあります。

※経皮内視鏡的胃ろう造設術により、お腹の表面から胃まで通した管で、栄養を摂取する方法。

命を感じて命と向き合う「引き算のケア」

　その結果、「命が伸ばされる」のですが、私はそれらが本当に、誰にでも必要なことなのかと疑問を抱いています。私の二人の祖母は、最後の時間を家族と共に過ごし、穏やかに逝きました。私の父は医師でしたが、食事を受け付けなくなったときに、胃ろうも点滴も行いませんでした。家族や多くの患者さんを看取ったその父自身も、自宅で訪問看護師による点滴を1本受け、好物のシュークリームを弟の介助で食し、その翌日安らかに旅立ちました。在宅で自然に逝くことを希望した祖母と父の想いを、家族で共有したように感じています。

　人間は月が満ちて生まれ、時がきて最期を迎える。そのとき、皆さんは自分の命にどう向き合いますか？　どんな治療やケアを望みますか？

　意思表示もできなくなりベッド上で過ごす親の延命治療を、理解できないまま、また意思を持たずに受け入れている人をまだまだ多く見かけます。

　人の死は必然です。四季が巡ってくるように、人生も巡ります。生命体の老化過程としてある死は、異常なことではないと認め、そろそろ自然に逝くための「引き算のケア」を考える勇気や覚悟を持つことが、必要な時期にきているのではないでしょうか。世田谷区特別養護老人ホーム芦花ホームの石飛幸三医師の『口から食べられなくなったらどうしますか「平穏死」のすすめ』(講談社)は、多くの人に読んでいただきたい1冊です。

親や自分の最期への備え

　最期への備えとして、親や自分、家族の意思を確認し記録することを提案します。要介護や寝たきりになったときに望む療養の場、食事が摂れなくなったときや認知症になったときの対応、延命治療の有無、

費用、財産管理など、元気なうちから対応を確認し、よく話し合い、お互いに伝えておきましょう。意思を整理しやすいライフプランニングノートやエンディングノート（参照 p.71）が市販されています。

一般財団法人 日本尊厳死協会では、終末期医療の選択について事前に意思表示しておく文書（リビング・ウィル）を保管するサービスを行っています。

厚生労働省は、2018年に「人生の最終段階における医療・ケアの決定プロセスに関するガイドライン」を改定しました。本人や家族が医療従事者や介護提供者などと一緒に、意思決定能力が低下する場合に備えて、あらかじめ終末期を含めた今後の医療や介護について話し合うことや、意思決定ができなくなったときに備えて、本人に代わって意思決定をする人を決めておくプロセス、アドバンス・ケア・プランニング（ACP）（通称「人生会議」）※を推奨しています。命の終わり方について、本人の意思が十分尊重されるようにと変化しつつあるのです。

※終末期の治療やケアに関する事前の話し合いのこと。

命を感じて命と向き合う「引き算のケア」 **Point 46**

column 自分を愛する

　介護の時間も仕事の時間も、誰かにやらされていると思うと辛い気持ちや不満で溢れてしまいます。自分ができる役割を明確にして主体的に動く。「きっとできる」「すべては無理でも、これだけは大切にする」など、強い信念を持ち、努力しながら一生懸命動きます。利益や自我のためではなく、純粋に損得勘定なしに打ち込んで、できたことは「よくやった」「いい感じ！」「その調子」と認めて、自分を褒めましょう。

　自分で何も決めないままでも人生は流れていきますが、悩んだり迷ったり、話し合いを繰り返しながら選択し実践していくことができたとき、自分を愛し、他人を愛することができるでしょう。強い心を持ち自分と対峙しながら前に進む。優しさと強さ、知恵や知識、明るい言葉、笑顔、感謝の気持ち。誰もが自分自身の中に最高の宝物を持っています。

　私は、セミナーやコンサルティングの時間に問いかけ続けています。あなたはどんなことをしているとき、1番リラックスできますか？　自分のリラックス方法を実践していますか？　自分の心の奥の声を聴いていますか？　あなたはどんな宝物を持っていますか？　どんな宝物をもらいましたか？

　ケアは人と人が痛みや哀しみを共有すること。私は介護する人が希望や安らぎを差し出すことができたとき、人生の喜びや幸福を共有できるのだと思います。そのことを教えてくれているのは、多くの介護体験者です。

　人間だからできること。仕事と介護を両立させ、働きながら介護のある暮らしを、それぞれにデザインしてほしいと心より願っています。

第**4**章　**介護される人とのコミュニケーションと介護する人のケア** ● **207**

おわりに
私の介護を終えて ― 生命の樹 ―

　2014年6月、東京駅から始発の新幹線に飛び乗り新富士駅にて下車。私は迎えにきていた弟と急ぎました。青い海、緑の山、父はいつもの町、いつもの場所で、朝の陽光を浴びながら静かに眠っていました。

　私は6年間の遠距離介護を終えました。父が自分の人生の引き出しを一つひとつ閉めていく作業に寄り添えた今、心に残っているのは、太陽のような父の笑顔と、いつも隣にあった母の笑顔、そして生涯に一度だけ父が見せた一粒の涙です。

　人々の生命を守り人々に影響を与え続け、強かった父が、徐々に弱っていく姿を目の当たりにしながら、笑顔と涙、愛と哀、強さと弱さ、光と闇、生と死、相反するすべてが父の中に在り、すべてを含み複雑に絡み合っているものこそが、父、そして人の生命であると感じました。

　この本を書き下ろし終えようとしている今、それはまた、寄り添い続けた私自身にも同じようにあったことに気がつきました。

　大地から生えた一本の樹は、天空に向かって枝を伸ばし、青々とした葉を茂らせ、鳥や風と歌を唄い、時に風雨にさらされ、曲がりくねりながらも成長を続けます。しかしやがて老い朽ちて、大地に戻る日がやってきます。

　父からはたくさんの贈り物をもらいましたが、最期にありのままの自分の姿を示し「命とは何か」を教えてくれたこと、それが最後で最高の贈り物でした。介護で得られた大切なものを胸に、私も複雑な生命の樹になりたいと思っています。

最後までお読みいただいた皆様、ありがとうございました。本書を通して介護で得られた笑顔や涙、想いを皆様と共有でき、一人でも多くの笑顔に出逢えたら、こんなに幸せなことはありません。

　私は弱くて情けないけれど、強くて温かい人間が大好きです。病、老い、喪失。人生は辛いことの連続ですが、これからも人に寄り添い、人を支えることの豊かさを、心で感じ、伝えていきます。

　最後に、技術評論社様には大変お世話になりました。私を励まし続けサポートしてくれた医療、福祉・介護専門職の村上裕子さん、石橋亮一さん、渡邉幸子さん、ありがとうございました。自分の経験が誰かの役に立てるのならば、と快く事例のご提供をいただきました温かな皆様、これまで私に多くの学びを与えてくださった皆様、ありがとうございました。

　そして、生きることの愛しさを教えてくれた空の上の父、人への思いやりを教えてくれた故郷の母、家族、友人に、心からありがとうございました。

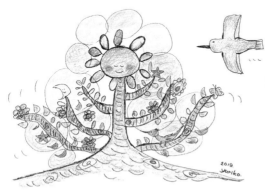

2019（令和元）年　涼月

川上 由里子

[付録1] 仕事と介護の両立に役立つシートサンプル

◉パーソナルデータ記入シート

記入日　　　年　　月　　日（　　）

フリガナ				男	誕生日	明治			
名前				・ 女		大正 昭和	年	月	日
住所					治療中の病気				
連絡先		名前	電話番号		治療内容				
	(1)								
	(2)								
	(3)				治療機関				
身長		cm	体重	kg	血液型				型

既往歴 今までにかかった病気	年（歳）	病名	経過	アレルギー	□有 （　　　　　　） □無
				認知症	□有　　□無 症状
				主な介護者	

要介護認定	□未　　　　　□自立 □要支援（　）　□要介護（　）	家族構成 ◎ 本人 □ 男性 ○ 女性 ♂ 同居	例）〔図〕 妻は死別
	要介護認定の有効期間 　　　年　　月　　日まで		
	身体障害者手帳 □有（　）級　□無		

210

◆現在服用中の薬

薬の名前	作用	服用回数	朝	昼	夕	就寝前	備考
例) アダラートL	血圧を下げる	1日2回	○		○		

◆日常生活

	毎日の様子や注意していること
食事	
排泄	
入浴	
着替え	
行動	

◆メモ欄

〔付録1〕 仕事と介護の両立に役立つシートサンプル ● 211

●ケアノート

記入日	年　月　日（　）	天気		温度	℃	湿度	％

時間	スケジュール	様子	水分 (ml)	尿 (回)	便 (回)	血圧・脈・体温	その他
06:00							
12:00							
18:00							
24:00							
		合計					

◆現在服用中の薬

	朝	昼	夕	就寝前
定時				
臨時				

◆食事

朝	昼	夕	間食

◆連絡事項

◆メモ欄

記入者：

［付録1］　仕事と介護の両立に役立つシートサンプル　●　213

●両立プランシート

		月	火	水	木	
早朝	4:00					
	6:00					
午前	8:00					
	10:00					
午後	12:00					
	14:00					
	16:00					
夜間	18:00					
	20:00					
深夜	22:00					
	0:00					
	2:00					
	4:00					

金	土	日	その他、特記事項

[付録1] 仕事と介護の両立に役立つシートサンプル

●親を支えるための検討事項 確認シート

項目	検討する内容	記入欄
健康状態の確認	・医療機関／担当医 ・体調や服薬状況の確認	
生活の場・住環境整備	・自宅の住環境の見直し（転倒予防／外出しやすい環境） ・高齢者施設の検討／情報収集	
介護の必要性の有無	・介護保険制度に関する知識の習得／活用 ・介護保険の申請 ・ケアマネジャーとの契約	
介護サービスの検討	・介護保険 ・介護保険外（市区町村の予防サービスや民間サービスなど） ・配食／家事支援／見守り／移送など ※地域包括支援センターで情報収集	
親・兄弟などとのコミュニケーション	・親が大切にしていることの確認 ・将来への介護や延命治療／住まい／費用などの希望や意思の確認	
遠距離介護への対応	・親の交友関係の把握とコミュニケーション ・親との距離を近くする通信サービスや見守りサービスの検討	
認知症・認知症予防・後見人の必要性	・受診、相談機関の確認 ・介護保険、地域サービスの活用 ・判断能力の低下への備えと対応	
介護予防・健康作り	・趣味や生きがい、活動などの継続支援	
仕事と介護の両立に備える	・業務の見える化／効率化 ・介護に関する知識の習得／相談機関の活用	
費用	・介護に充てられるマネープラン（親の預貯金や年金を中心に）	
介護者(キーパーソン)への支援	・介護者の休養／リフレッシュ ・介護者への情報提供など	

[付録2] 相談窓口一覧

※ 掲載順は順不同。

■ 介護

・全般

・地域包括支援センター（面談・電話）
・市区町村の窓口
・社会福祉協議会・地域の民生委員
・WAM-NET（独立行政法人 福祉医療機構）福祉・保健・医療の総合情報サイト 　　　URL https://www.wam.go.jp/content/wamnet/pcpub/top/

・介護サービスへの苦情や相談

・各自治体の国民健康保険団体連合会（国保連合会）苦情相談窓口
【例】東京都国民健康保険団体連合会 　　　TEL 03-6238-0177　URL https://www.tokyo-kokuhoren.or.jp/
【例】神奈川県国民健康保険団体連合会 　　　TEL 045-329-3447 ／ 0570-022110（ナビダイヤル） 　　　URL http://www.kanagawa-kokuho.or.jp/index.html

■ 認知症・成年後見制度

・地域包括支援センター
・社会福祉協議会
・公益社団法人 認知症の人と家族の会 　　　TEL 0120-294-456 ／ 075-811-8418（携帯から）　URL http://www.alzheimer.or.jp/
・若年性認知症コールセンター（社会福祉法人 仁至会） 　　　TEL 0800-100-2707　URL http://y-ninchisyotel.net/
・公益社団法人 成年後見センター・リーガルサポート 　　　URL https://www.legal-support.or.jp/
・公益社団法人 日本社会福祉士会　権利擁護センター「ぱあとなあ」 　　　TEL 03-3355-6546　URL http://jacsw.or.jp/12_seinenkoken/
・日本司法支援センター　法テラス 　　　TEL 0570-078374　URL https://www.houterasu.or.jp/

■ 住まい

・地域包括支援センター
・市区町村の窓口
・民間の高齢者住宅紹介センター
・病院のソーシャルワーカー（病院からの転院先など）
・厚生労働省 介護サービス情報公表システム 　　　URL http://www.kaigokensaku.mhlw.go.jp/
・公益社団法人 全国有料老人ホーム協会 　　　TEL 03-3548-1077　URL https://www.yurokyo.or.jp/
・サービス付き高齢者向け住宅 情報提供システム 　　　URL https://www.satsuki-jutaku.jp/
・WAM-NET（独立行政法人 福祉医療機構）福祉サービス第三者評価情報 　　　URL https://www.wam.go.jp/content/wamnet/pcpub/top/

■仕事

・都道府県労働局
・職場の人事労務部、介護相談窓口
・仕事と介護の両立支援相談機関
【例】TOKYO はたらくネット
URL http://www.hataraku.metro.tokyo.jp/index.html
とうきょう介護と仕事の両立応援デスク
[対象] 東京都内在住、在勤者／介護者および人事担当者
TEL 0570-00-8915
URL http://www.hataraku.metro.tokyo.jp/kaizen/ryoritsu/kaigo/ouendesk/
【例】福岡市　働く人の介護サポートセンター
[対象] 福岡市内在住、在勤者／面談と電話
TEL 092-982-5407
URL http://www.city.fukuoka.lg.jp/hofuku/chiikihoken/health/00/04/4280607.html

■介護者支援

・NPO 法人・ボランティア団体
・一般社団法人 日本ケアラー連盟
TEL 03-3355-8028　　URL https://carersjapan.jimdo.com/
・NPO 法人 介護者支援ネットワークセンター アラジン
TEL 03-5368-1955　　URL http://arajin-care.net/
・NPO 法人 パオッコ　遠距離介護コミュニティ
URL http://paokko.org/

■仕事と介護の両立支援（法人向けサービス）

・厚生労働省 仕事と介護の両立支援サイト
・仕事と介護の両立支援相談機関
【例】TOKYO はたらくネット
URL http://www.hataraku.metro.tokyo.jp/index.html
とうきょう介護と仕事の両立応援デスク
[対象] 東京都内在住、在勤者／介護者および人事担当者
TEL 0570-00-8915
URL http://www.hataraku.metro.tokyo.jp/kaizen/ryoritsu/kaigo/ouendesk/
TOKYO ライフ・ワーク・バランス推進窓口
TEL 03-3868-3401
URL http://www.hataraku.metro.tokyo.jp/madoguchi/lwb-suisin-madoguchi/index.html
・NPO 法人 海を超えるケアの手
URL http://www.seacare.or.jp/
・株式会社 wiwiw
TEL 03-5338-6551　　URL https://www.wiwiw.com/
・株式会社ニチイ学館
URL https://www.nichiigakkan.co.jp/
・株式会社パソナライフケア
URL https://www.pasona-lc.co.jp/
・株式会社ベネッセシニアサポート　仕事と介護の両立支援サービス Work & Care
URL https://www.benesse-senior-support.co.jp/

- 株式会社ライフケアパートナーズ
  - **TEL** 03-3815-7531　**URL** https://www.lifecp.co.jp/
- セントワークス株式会社
  - **URL** https://www.saint-works.com/
- 東京海上日動ベターライフサービス株式会社
  - **TEL** 03-5717-1812　**URL** https://www.tnbls.co.jp/

■その他
- 厚生労働省 働く人の「こころの耳電話相談」（メンタルヘルス・ストレスなど）
  - **TEL** 0120-565-455
  - **URL** https://kokoro.mhlw.go.jp/tel-soudan/

[付録3] 介護保険法で定められた特定疾病

介護保険法に定められた「特定疾病」は、以下の16種類です。

1	がん（がん末期）
2	関節リウマチ
3	筋萎縮性側索硬化症（ALS）
4	後縦靱帯骨化症
5	骨折を伴う骨粗鬆症
6	初老期における認知症 （アルツハイマー病、血管性認知症、レビー小体病など）
7	進行性核上性麻痺、大脳皮質基底核変性症およびパーキンソン病 （パーキンソン病関連疾患）
8	脊髄小脳変性症
9	脊柱管狭窄症
10	早老症（ウェルナー症候群など）
11	多系統萎縮症
12	糖尿病性神経障害、糖尿病性腎症および糖尿病性網膜症
13	脳血管疾患（脳出血、脳梗塞など）
14	閉塞性動脈硬化症
15	慢性閉塞性肺疾患 （肺気腫、慢性気管支炎、気管支喘息など）
16	両側の膝関節または股関節に著しい変形を伴う変形性関節症

索 引

■ 数字・英字

1週間のスケジュール	134
ADL	29
NPO	60
UR都市機構	119

■ あ行

アドバンス・ケア・プランニング	206
アルツハイマーカフェ	200
あんしんコール	60
育児・介護休業法	129
医療保険対応期	29
胃ろう	176
インテリア	91
運動	56
遠距離介護	139, 162
エンディングノート	71, 206
延命治療	204
オーダーメイド家事支援	153
オーダーメイド型訪問看護	57
親ブック	72
オレンジプラン	199

■ か行

介護	16, 69
介護安定期	8, 28
介護医療院	100, 103
介護帰省割引	141
介護休暇	129, 150
介護休業	129, 150
介護休業給付金	129, 131
介護休業制度	128
介護サービス	24, 40, 69

介護サービス計画	37, 46
介護支援期	8, 26, 68
介護支援専門員	37, 46
介護施設の検討	95
介護職員初任者研修	194
介護する人の心得	186
介護体制	33
介護チーム	34
介護付有料老人ホーム	106
介護導入期	8, 27
介護の準備	13
介護の流れ	8
介護費用	49, 58, 61, 69
介護への不安	13
介護保険	58
介護保険外のサービス	54, 140
介護保険施設	25, 100, 102
介護保険制度	23, 36, 84
介護用の椅子	93
介護予防・日常生活 　　支援総合事業	37, 44, 59
介護離職者	26
介護療養型医療施設	100, 103
介護老人福祉施設	100, 102
介護老人保健施設	100, 103
外出支援	56
外出の付き添い	140
家事支援サービス	55, 60
家族会議	33
家族信託	146
加齢	191
簡単受容	201
基本チェックリスト	44

救急医療情報キット 30
共感...201
業務の見える化・効率化.........................132
居宅介護支援事業所 46, 51
居宅サービス 40
緊急通報サービス 54
緊急通報システム.....................................60
クーリングオフ制度...............................107
配食サービス 55
区分支給限度基準額.................................39
暮らしの困りごとサポート 60
グループホーム 100, 115
ケアタクシー 56
ケアノート 35, 212
ケアハウス 100
ケアプラン............................37, 46, 51, 52
ケアマネジメント 51
ケアマネジャー 25, 37, 46, 51, 177
傾聴..201
軽費老人ホーム 100
玄関..82
健康寿命... 14
高額医療・高額介護合算療養費制度
....64
高額介護サービス費 62, 64
後見..143
交通費...141
行動チェック表...166
行動の変化..193
購入費の支給...87
高齢化率.. 15
高齢期の住環境...174
高齢期の住宅..117
高齢期の住まい...121
高齢期の住み替え 117
高齢者疑似体験プログラム 194

高齢者支援サービス 58
高齢者住宅改造費助成 86
高齢者住宅紹介センター.......................122
高齢者住宅整備改修費助成 86
高齢者向け住宅...99
高齢福祉サービス 59
誤嚥性肺炎..176
コミュニケーション 68, 71, 195
雇用保険...129

■さ行

サービス付き高齢者向け住宅.............100, 110
最期への備え...205
財産管理...144
財産管理委任契約....................................146
在宅介護...157
在宅勤務...131
支える人の心得...186
サテライトオフィス 131
暫定ケアプラン...37
時間外労働・深夜業の制限....................129
時間預託制度...141
自己決定...195
仕事と介護の両立 68, 126, 133, 148
自己負担割合...25, 38
施設サービス 40
自宅.. 74
自分自身の体調管理.................................70
自分自身を大切にする 184
社会福祉協議会...60
住環境.. 76
住環境整備..80
住宅改修...84
住宅改修理由書...85
住宅型有料老人ホーム 108
終末期...28

索　引　221

重要事項説明書.....................................107
主任介護支援専門員.................................31
主任ケアマネジャー.................................31
小規模多機能型居宅介護....................43, 65
状況の把握..29
情報収集.........................28, 31, 57, 68, 121
ショートステイ.......................................65
食事の宅配サービス.................................55
職場の制度...157
自立支援.......................................16, 189
自立性...195
シルバーハウジング...............................100
寝室..92
身上監護..144
心身の変化...191
人生会議..206
信託契約..146
住まいの選び方...............................74, 77
住み替え..74, 117
するを支える...190
生活支援..153
生活福祉資金貸付制度..............................86
成年後見制度..143
整理整頓..81
総合事業..59
相談窓口..69, 217
ソーシャルワーカー................................95

■た行
第1号被保険者..23
第2号被保険者..23
退院支援マネジメント...............................80
退院前家屋調査.......................................80
貸与..87
地域医療福祉拠点化団地...........................119
地域包括ケアシステム..............................18

地域包括支援センター......24, 31, 44, 51, 122
地域密着型サービス.........................40, 43, 65
地域連携室...95
チーム...69, 182
知的能力の変化.....................................193
超高齢社会...15
通院等乗降介助......................................140
通信システム..54
定期巡回・随時対応型訪問介護看護........66
デイサービス...................................65, 152
できることを支える.................................189
手すり...82
テレワーク...131
転勤の配慮...129
トイレ...82
同居介護..168
特定施設入居者生活介護.........................106
特定疾病.......................................24, 220
特別養護老人ホーム.......................100, 102
特養...100
トラベルサポート....................................56

■な行
ニーズ...96, 99
日常生活自立支援事業....................145, 146
日常生活動作..29
入居一時金...176
入退院時サポート....................................60
入浴環境..90
任意後見制度..143
認知症..143, 198
認知症サポーター養成講座........................199
認知症対応型共同生活介護.......................100
認定調査..36

■は行

パーソナルデータ	30, 48, 210
判断能力の低下	143
引き算のケア	204
引き戸	82
フィットネス	56
福祉車両	56, 139
福祉用具	87
福祉用具購入費支給	88
不利益取り扱いの禁止	129
平均寿命	14
法定後見制度	143
訪問介護	65
訪問調査	36
ホーム探し	118
ホームヘルパー	153, 154
保険外サービス	154
保佐	143
補助	143
ボランティア	60

■ま行

マネープラン	69
水まわり	82
見守りサービス	54, 152
見守る	189
民間介護サービス	60
民間介護保険	151
民事信託	146
申立	144
モバイルワーク	131

■や行

夜間対応型訪問介護	66
有料老人ホーム	100, 105
要介護者	17

■ら行（要介護度など）

要介護度	38
要介護認定	36, 38
浴室	82, 90
予防プラン	51

■ら行

ライフプランニングノート	206
離職	159, 160
リハビリ	56
理美容サービス	56
リフォーム	84
利用限度額	39
利用権方式	106
両立支援制度	128
両立プラン	133
両立プランシート	138, 214
レンタル	87
老健	100
老人保健施設	100, 103
労働時間の短縮措置	129

■わ行

ワーク・ライフ・ケア・バランス	180
私の生き方連絡ノート	72

索　引　223

●著者プロフィール

川上 由里子（かわかみ ゆりこ）
ケアコンサルタント
ケアマネジャー・看護師・産業カウンセラー・福祉住環境コーディネーター2級

静岡県生まれ。大学病院、高齢住宅（聖路加レジデンス）などで13年間看護師として勤め、三井不動産株式会社「ケアデザイン」の立ち上げに参画し、高齢期の暮らし全般のコンサルティングを開発実施。2011年より独立し、現在は働きながら介護する人やシニアライフに関するコンサルティングのほか、講演、執筆活動を行っている。UR都市機構ウェルフェア研究室室長や各企業の高齢者、介護関連のアドバイザーとしても活躍。
自身も働きながら地域の開業医であった父親の遠距離介護を体験。介護、看護、医療サービスを利用しながら在宅での最期を看取り、多くの学び、想いを得る。希望は心と心を結ぶケアを広げていくこと。著書に『介護生活これで安心』（小学館）。趣味はインディアンフルート。
【川上由里子公式ブログ／結人：https://yuito.jp/】

カバーデザイン：加藤愛子（オフィスキントン）
カバーイラスト：西脇けい子
本文イラスト：安藤しげみ／西脇けい子
本文デザイン・レイアウト：田中 望（Hope Company）

本書のご感想は下記の宛先まで書面にてお送りください。弊社ホームページからメールでお送りいただくこともできます。
【書面の宛先】
〒162-0846 東京都新宿区市谷左内町21-13
株式会社技術評論社　書籍編集部
「これで安心！働きながら介護する
ケアも仕事も暮らしもバランスとって」係

■技術評論社ホームページ
https://gihyo.jp/book

これで安心！
働きながら介護する
ケアも仕事も暮らしもバランスとって

2019年　9月12日　初　版　第1刷発行

著　者　　川上由里子（かわかみ ゆりこ）
発行者　　片岡　巌
発行所　　株式会社技術評論社
　　　　　東京都新宿区市谷左内町21-13
　　　　　電話　03-3513-6150　販売促進部
　　　　　　　　03-3513-6166　書籍編集部
印刷／製本　日経印刷株式会社

定価はカバーに表示してあります。

本書の一部または全部を著作権法の定める範囲を越え、無断で複写、複製、転載、テープ化、ファイルに落とすことを禁じます。
©2019　川上由里子

造本には細心の注意を払っておりますが、万一、乱丁（ページの乱れ）や落丁（ページの抜け）がございましたら、小社販売促進部までお送りください。送料小社負担にてお取り替えいたします。

ISBN 978-4-297-10829-8　C2047

Printed in Japan